Aneurismas Cerebrais
Hemodinâmica, Diagnóstico e Tratamento

Thieme Revinter

Aneurismas Cerebrais
Hemodinâmica, Diagnóstico e Tratamento

Patricia Bozzetto Ambrosi
Graduada em Medicina pela Universidade de Caxias de Sul e pela Universidade Roma Tor Vergata, Itália
Especialista em Neurologia e Neurocirurgia pelo Hospital da Restauração da Universidade de Pernambuco, PE
Especialista em Neurorradiologia e Diagnóstico por Imagem pela Universidade Paris Marie Curie, França
Especialista em Neurorradiologia UNIFESP
Mestrado em Medicina pela Universidade Nova Lisboa, Portugal
Mestrado em Ciências do Comportamento e Neuropsiquiatria pela UFPE
Doutorado Sanduíche em Ciências Biológicas pela UFPE e pela Universidade Paris Diderot, França
Fellowship/Médica Assistente em Neurorradiologia Intervencionista na Fundação Oftalmológica Adolphe de Rothschild e no Hospital Beaujon, França
Praticien Associé em Neurorradiologia Intervencionista no Hospital Neurologique Pierre Wertheimer da Universidade de Lyon Claude Bernard, França

Thieme
Rio de Janeiro • Stuttgart • New York • Delhi

Dados Internacionais de Catalogação na Publicação (CIP)

AM496a

    Ambrosi, Patricia Bozzeto
    Aneurismas Cerebrais: Hemodinâmica, Diagnóstico e Tratamento/Patricia Bozzeto – 1. Ed. – Rio de Janeiro – RJ: Thieme Revinter Publicações, 2018.
    150 p.: il; 16 x 23 cm.

    Inclui Índice Remissivo e Leituras Sugeridas
    ISBN 978-85-5465-036-0

    1. Aneurismas Cerebrais. 2. Morfologia. 3. Aspectos Clínicos. 4. Tratamento. I. Título.

                       CDD: 616.133
                       CDU: 616.13-007.64

Contato com a autora:
patriciabozzetto@outlook.com

Nota: O conhecimento médico está em constante evolução. À medida que a pesquisa e a experiência clínica ampliam o nosso saber, pode ser necessário alterar os métodos de tratamento e medicação. Os autores e editores deste material consultaram fontes tidas como confiáveis, a fim de fornecer informações completas e de acordo com os padrões aceitos no momento da publicação. No entanto, em vista da possibilidade de erro humano por parte dos autores, dos editores ou da casa editorial que traz à luz este trabalho, ou ainda de alterações no conhecimento médico, nem os autores, nem os editores, nem a casa editorial, nem qualquer outra parte que se tenha envolvido na elaboração deste material garantem que as informações aqui contidas sejam totalmente precisas ou completas; tampouco se responsabilizam por quaisquer erros ou omissões ou pelos resultados obtidos em consequência do uso de tais informações. É aconselhável que os leitores confirmem em outras fontes as informações aqui contidas. Sugere-se, por exemplo, que verifiquem a bula de cada medicamento que pretendam administrar, a fim de certificar-se de que as informações contidas nesta publicação são precisas e de que não houve mudanças na dose recomendada ou nas contraindicações. Esta recomendação é especialmente importante no caso de medicamentos novos ou pouco utilizados. Alguns dos nomes de produtos, patentes e design a que nos referimos neste livro são, na verdade, marcas registradas ou nomes protegidos pela legislação referente à propriedade intelectual, ainda que nem sempre o texto faça menção específica a esse fato. Portanto, a ocorrência de um nome sem a designação de sua propriedade não deve ser interpretada como uma indicação, por parte da editora, de que ele se encontra em domínio público.

© 2018 Thieme Revinter Publicações Ltda.
Rua do Matoso, 170, Tijuca
20270-135, Rio de Janeiro – RJ, Brasil
http://www.ThiemeRevinter.com.br

Thieme Medical Publishers
http://www.thieme.com
Capa: Thieme Revinter Publicações

Impresso no Brasil por Zit Editora e Gráfica.
5 4 3 2 1
ISBN 978-85-5465-036-0

Todos os direitos reservados. Nenhuma parte desta publicação poderá ser reproduzida ou transmitida por nenhum meio, impresso, eletrônico ou mecânico, incluindo fotocópia, gravação ou qualquer outro tipo de sistema de armazenamento e transmissão de informação, sem prévia autorização por escrito.

APRESENTAÇÃO

Grande parte da literatura recente sobre aneurismas cerebrais foca em novas técnicas, materiais de cirurgia e neurointervenção que tem proliferado massivamente nas últimas décadas; dirige-se mais a *fellows* e superespecialistas que atuam em centros de referência neurovascular de alta complexidade.

Esta presente obra, em contrapartida, tem um público-alvo bastante abrangente; além dos especialistas neurovasculares, visa a atingir médicos de todas as áreas, bem como outros profissionais de saúde que atuam em emergência, medicinas ambulatorial e hospitalar, graduandos e pós-graduandos de áreas afins. Em suma, destina-se a todos que tenham interesse nos aneurismas cerebrais e seus aspectos nas áreas de Hemodinâmica, Neuroimagem e Tratamento.

Com uma linguagem clara, acessível e ricamente ilustrada, a obra apresenta seis capítulos. O primeiro descreve uma extensa variedade de evidências históricas relevantes sobre o estudo dos aneurismas cerebrais; o segundo desenvolve os principais conceitos da biopatologia aneurismática, incluindo sua história natural, seus fatores de risco, em particular a interação entre elementos estruturais e sistêmicos; o terceiro e o quarto focalizam-se no diagnóstico clinicorradiológico. O restante dos capítulos, enquanto reforçam os conhecimentos nas áreas básicas, apresentam as principais técnicas da Neuroimagem no diagnóstico e métodos no tratamento por Neurocirurgia aberta ou por Neurointervenção, bem como seus últimos avanços científicos, incluindo recentes avanços, como as tecnologias de inteligências artificial e robótica, além de servir como uma fonte de inspiração para o desenvolvimento de futuras pesquisas nessa área.

Os aneurismas cerebrais têm um comportamento que, além de desafiador, é, sobretudo, também algo não previsível. Eles são dinâmicos e agem em silêncio. A sua verdadeira prevalência ainda não é completamente conhecida. A busca de evidências de Neuroimagem e sobretudo de tratamento dos aneurismas cerebrais é fundamentada na primeira manifestação mais comum, a hemorragia subaracnoide secundária à ruptura aneurismática, que pode ser catastrófica. Até o momento, tanto a investigação como o tratamento baseiam-se unicamente em balancear os riscos tentando evitar a probabilidade da hemorragia subaracnoide. Apesar disso, a busca de novos métodos de diagnóstico e tratamento cada vez menos invasivos e com menor índice de complicações tem sido incessante no intuito de melhorar essa perspectiva.

Assim sendo, a obra visa a, sobretudo, despertar o leitor sobre importantes desafios presentes, como a hibridização dos últimos avanços tecnológicos e científicos, de modo que possam definitivamente ser utilizados como instrumento de decisão clínica em três processos complementares que são: o entendimento da biopatologia e hemodinâmica aneurismática aplicada, o uso do novo arsenal de biotecnologias, que tem revolucionado o diagnóstico e trazido melhoria ao tratamento, e principalmente atuar e buscar soluções aos aspectos preventivos dos aneurismas cerebrais. Esta obra é original no Brasil e no mundo, podendo futuramente ser lançada em outros idiomas.

Desejo uma excelente leitura. Que esta obra ajude nos desafios, controvérsias, *quizzes* complexos, principalmente no dia a dia no processo de decisões que envolvam esse tema. Acima de tudo, que evoque um sentimento de inspiração em busca do aperfeiçoamento... Muito grata a todos.

"O progresso é feito pela melhoria das pessoas, não pela melhoria das máquinas" (Adrian Tchaikovsky)

A autora

AGRADECIMENTOS

Dedico este livro à minha família, em especial, aos meus queridos pais; à minha tia Odila, e à minha irmã Caroline, também profissional atuante na Medicina. Agradeço a todos que contribuíram vivamente e fizeram parte da trajetória para a concretização desta obra.

    Gostaria de fazer um agradecimento especial a Thieme Revinter, em particular ao Sr. Sergio Dortas, Sra. Renata Barcellos Dias e ao Sr. Leonardo Dortas, pelo excelente trabalho editorial e dedicação com atenção a cada detalhe. A presente obra envolveu um período longo de pesquisas, leituras, reflexões, seleção e escrita, resultado do meu trabalho e pesquisas em várias instituições do Brasil e da Europa, além de excelente autoestima pessoal. Finalmente sua concretização implicou grandes esforços, incluindo muitas horas de preparação e editoração.

SUMÁRIO

1. ASPECTOS HISTÓRICOS RELEVANTES 1
    Evolução da Medicina: Da Pré-História à Antiguidade 1
    Desenvolvimento da Anatomia 3
    Desenvolvimento da Angiologia Cerebral e Cirurgia Vascular.......... 4
    Descoberta da Radioatividade 6
    Princípios da Angiografia 7
    Desenvolvimento da Cirurgia Neurológica 7
    Popularização do Tratamento Cirúrgico e
    Desenvolvimento da Microneurocirurgia 8
    Surgimento dos Exames Computadorizados e o Desenvolvimento do
    Tratamento Endovascular....................................... 9
    Era Moderna da Neurointervenção e Surgimento dos *Stents*........... 11
    Era da Robótica e Inteligência Artificial 15
    Leituras Sugeridas 16

2. HEMODINÂMICA CEREBRAL, GÊNESE E MORFOLOGIA ANEURISMÁTICA.. 19
    Organização Funcional da Circulação Cerebral 19
    Regulação da Hemodinâmica Cerebral 30
    Gênese e Hemodinâmica Aneurismática........................... 31
    Morfologia Aneurismática 39
    Leituras Sugeridas 49

3. ASPECTOS CLÍNICOS BÁSICOS E AVANÇADOS 53
    Manifestações Clínicas mais Comuns............................. 58
    Complicações mais Comuns Relacionadas 67
    Leituras Sugeridas 71

4. DESTAQUES DA NEUROIMAGEM ... 73
Evolução da Neuroimagem ... 73
Sequências de Rastreio ... 76
Estudos Estruturais ... 77
Principais Achados na Hemorragia Subaracnoide (HSA) ... 80
Estudos Tridimensionais ... 84
Estudos de Ultrassom ... 89
Estudos de Fluxo Aneurismático ... 91
Leituras Sugeridas ... 93

5. MÉTODOS DE TRATAMENTO ... 97
Estratificação de Riscos ... 98
Escolha de Terapêutica ... 102
Tratamento Observacional ... 103
Cirurgia Convencional ... 106
Neurointervenção ... 112
Pós-Operatório ... 118
Follow up dos Aneurismas Cerebrais ... 118
Cirurgia Convencional *Versus* Endovascular ... 119
Leituras Sugeridas ... 122

6. RECENTES AVANÇOS E FUTUROS PROSPECTOS ... 125
Principais Avanços no Diagnóstico e Tratamento ... 125
Desenvolvimento de Estudos Epidemiológicos ... 126
Consolidação da Robótica e da Inteligência Artificial ... 128
Futuras Direções ... 132
Leituras Sugeridas ... 132

ÍNDICE REMISSIVO ... 135

Aneurismas Cerebrais

Hemodinâmica, Diagnóstico e Tratamento

Thieme Revinter

ASPECTOS HISTÓRICOS RELEVANTES

CAPÍTULO 1

Os aneurismas cerebrais são dilatações vasculares patológicas que ocorrem peculiarmente nas paredes vasculares dos segmentos arteriais e em suas junções ao longo do polígono de Willis. Representam uma das principais causas de morte súbita e incapacidade permanente em adultos, especialmente entre mulheres com mais de 50 anos de idade.

A história relacionada com as estratégias do diagnóstico e tratamento dos aneurismas cerebrais se confunde com a própria história da medicina e suas descobertas. Embora, o diagnóstico e o tratamento dos aneurismas cerebrais venham sofrendo muitas mudanças ao longo dos tempos, as bases têm perdurado, e o conhecimento tende a ser cumulativo, por isso é importante aprender a partir das experiências passadas e presentes, e utilizá-las como guia no futuro.

Destacamos, ao longo deste capítulo, o reconhecimento sobre a ocorrência e existência de aneurismas cerebrais em humanos, sua repercussão clínica, a necessidade de um eventual tratamento com uma longa história e a série de personagens envolvidos com suas contribuições inigualáveis.

EVOLUÇÃO DA MEDICINA: DA PRÉ-HISTÓRIA À ANTIGUIDADE

Os primeiros achados relacionados com o tratamento cirúrgico no crânio foram pela prática da trepanação e datam da pré-história (8000-5000 a.C.). Evidências de trepanação foram encontradas na França, em 1685, por Bernard de Montfaucon (1655-1741), em sítios arqueológicos em Cocherel. Embora, existam controvérsias sobre as razões para as quais a trepanação seria usada, sugere-se que seriam terapêuticas. Outras evidências arqueológicas com sinais de trepanação existem em praticamente todas as antigas civilizações do mundo, incluindo nas Américas pelos Incas. Os registros mostram que as cirurgias de crânio realizadas pelos cirurgiões Incas eram extremamente bem-sucedidas com taxa de sobrevivência de 80 a 90% em comparação a 30% antes do tempo Inca. A Figura 1-1, ilustra um dos monumentos Incas no Equador que é extremamente inspirador por causa de sua precisão e engenhosidade impressionante e impecável para a época.

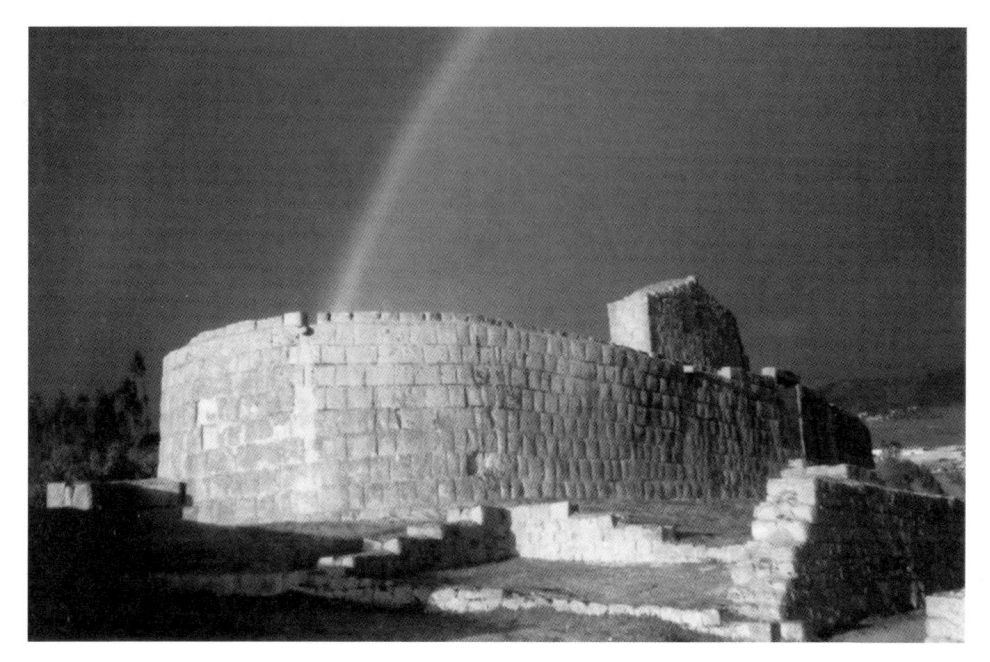

Fig. 1-1. Monumento Inca. Fortaleza de Ingapirca situado na província de Canã, Equador. Fonte: Arquivo da autora, 1996.

Evidências documentadas da presença de aneurismas cerebrais em humanos foram encontradas no Egito Antigo, sendo uma das mais antigas práticas de medicina documentada. Nos seus famosos papiros, os médicos egípcios mencionaram uma descrição precisa do sistema circulatório e da existência de aneurismas cerebrais. No Papiro Ebers, evidências sobre lesões vasculares foram descritas em 2725 a.C. Tais escritos supostamente foram feitos por Imhotep (2655-2600 a.C.), um famoso médico e arquiteto da pirâmide de Djoser em Sakkara. Imhotep foi também identificado pelos gregos como *Asclepius*, o Esculápio dos romanos, Deus da Ciência Médica. Ele descreveu aneurismas como lesões vasculares tratadas cirurgicamente por um instrumento previamente cauterizado por fogo.

Na antiguidade greco-romana, o cirurgião existia como especialista apenas em casos onde a dieta e as drogas não funcionavam. As principais evidências dessa época se referem ao estudo das repercussões clínicas dos aneurismas cerebrais (seus sinais e sintomas), portanto a fisiopatologia, a identificação da doença no diagnóstico e tratamento. Além disso, grande importância era dada ao relacionamento médico-paciente. Hipócrates (460-370 a.C.), ainda que com poucos conhecimentos de neuroanatomia e neurofisiologia, reconheceu a apoplexia que futuramente seria reconhecida como apresentação de hemorragia subaracnoide espontânea secundária à ruptura de um aneurisma cerebral e seguida de subsequente deterioração neurológica. A Figura 1-2 ilustra a sofisticação do direito romano que regulava toda a sociedade na época, incluindo a medicina. Os avanços na época foram tão significativos, que foram comparados apenas aos da Medicina no século XXI, assim como o surgimento dos primeiros hospitais e dos primeiros médicos como classe trabalhadora, atendendo necessidades diversas especializadas no tratamento e cura dos pacientes, que cada cidade deveria pelo menos ter um.

DESENVOLVIMENTO DA ANATOMIA

Ainda durante o período do império romano, Cláudio Galeno (129-216 d.C.) descreveu o aneurisma como uma entidade nosológica a partir de suas dissecções anatômicas. O termo usado por Galeno é empregado até hoje "aneurisma" sendo que o radical *ana* em grego significa inversão, e *euro* quer dizer dilatação. Na época era proibido dissecar cadáveres humanos, uma restrição que data de 753 a.C. Acredita-se que foi durante o século III A.C. que o estudo da anatomia humana avançou consideravelmente na região de Alexandria.

Com relação aos primeiros estudos anatômicos do corpo humano, datam de 500 a.C. no sul da Itália com Alcméon de Crotona (510 a.C. - século V a.C.) que também realizava dissecções em animais. Galeno realizava dissecções anatômicas em animais vivos e mortos, principalmente utilizando porcos e primatas. Mesmo assim, seus estudos de anatomia permaneceram insuperáveis e incontestáveis até meados do século XVI, quando Andreas Vesalius (1514-1564) conduziu as

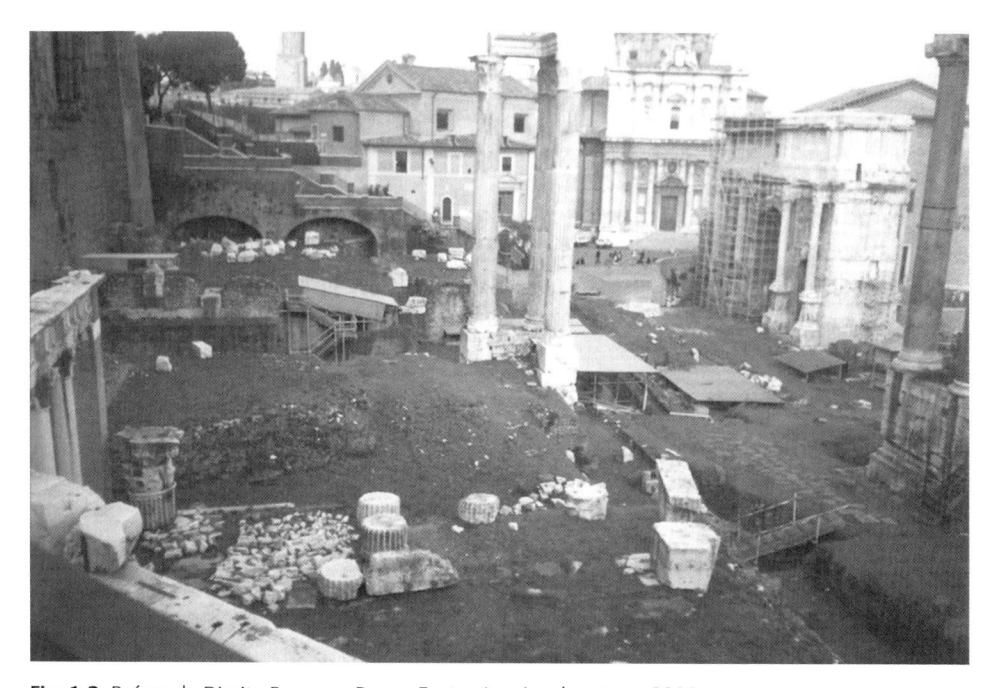

Fig. 1-2. Ruínas do Direito Romano, Roma. Fonte: Arquivo da autora, 2006.

primeiras dissecções em cadáveres humanos, realizou uma espécie de atlas do corpo humano ricamente ilustrado, o *De Humani Corporis Fabrica*, desafiando os aspectos da anatomia descritos por Galeno. Entre outras contribuições, Galeno demonstrou que há diferenças distintas entre sangues venoso e arterial, e também acreditava na existência de um grupo de vasos sanguíneos que ele chamou de "*rete mirabile*" no seio carotídeo.

Uma imagem angiográfica obtida durante cirurgia experimental em suínos, evidenciando a aorta, arco aórtico, tronco bicarotídeo, artéria subclávias, vertebrais e carótidas comuns, que fornecem o suporte vascular encefálico no animal, é ilustrada na Figura 1-3a. As artérias carótidas comuns esquerda e direita se ramificam a partir da artéria braquiocefálica, que se ramifica a partir do tronco bicarotídeo. Observa-se que a artéria carótida entrega o sangue oxigenado à cabeça e ao pescoço. Contrastando com o animal, uma imagem *in vivo* obtida durante uma angiografia diagnóstica de uma paciente feminina é ilustrada na Figura 1-3b. Observe as similaridades e diferenças entre os vasos supra-aórticos humanos em comparação aos suínos. Os seres humanos não possuem um tronco bicarotídeo, geralmente sua artéria comum direita ramifica-se a partir da artéria braquiocefálica, enquanto a artéria comum esquerda ramifica-se a partir da aorta ou da artéria braquiocefálica, nesse caso constituindo uma anomalia frequente do arco aórtico conhecida como arco bovino. A figura esquematizada da *rete mirabile* carotídea presente nos animais descritos por Galeno não existe nos seres humanos (Fig. 1-3c). Observe as subdivisões das artérias carótidas interna e externa nos seres humanos com a involução da *rete mirabile* na Figura 1-3d.

DESENVOLVIMENTO DA ANGIOLOGIA CEREBRAL E CIRURGIA VASCULAR

Em meados do século XV, com o aperfeiçoamento da cirurgia, no mundo ocidental particularmente, no Hospital Hôtel-Dieu, o hospital mais antigo de Paris, foram feitos relatos de vários aneurismas na vasculatura cerebral extracraniana associados a lesões traumáticas feitas por Ambroise Paré (1510-1590). Ele foi considerado um dos pioneiros da cirurgia geral e do trauma na França e no mundo moderno. Ele iniciou a carreira como barbeiro-cirurgião e acabou por revolucionar a cirurgia na época começando a era de curativos limpos. Ele também foi o primeiro cirurgião a ligar um vaso sanguíneo para controlar a hemorragia e realizou a primeira intervenção visando à ligadura da artéria carótida e da veia jugular interna para o manejo de uma lesão penetrante por arma de fogo em um soldado que desenvolveu afasia e hemiplegia após o procedimento.

Anos mais tarde, John Hunter (1728-1793) realizou os primeiros estudos demonstrando que a ligadura arterial seria capaz de tratar os aneurismas periféricos. A partir de estudos experimentais ele notou que a circulação colateral seria suficiente, se o segmento arterial contendo aneurisma fosse ligado proximalmente.

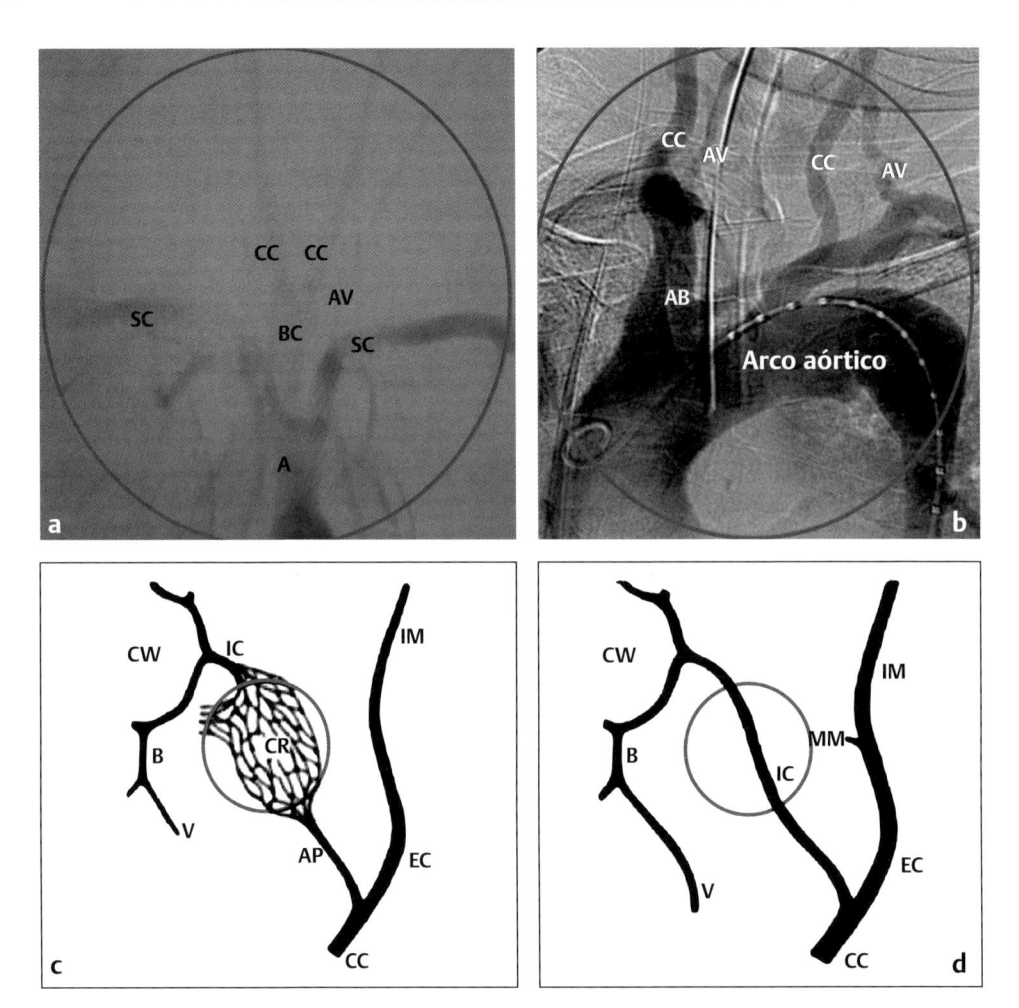

Fig. 1-3. (a) Imagem angiográfica dos vasos supra-aórticos obtida durante cirurgia experimental de aneurisma em suínos realizado num centro de pesquisas cirúrgicas de Estrasburgo. (b) Imagem angiográfica *in vivo* dos vasos supra-aórticos obtida durante uma angiografia diagnóstica de uma paciente feminina com cateter *pigtail*. (c) Representação esquemática da *rete mirabile* de um suíno. (d) Representação esquemática das principais artérias relacionadas com rede carotídea. Fonte: Arquivo da autora, 2013.
CC, carótida comum; BC, tronco bicarotídeo; SC, artéria subclávia; A, aorta; CW, círculo de Willis; IC, carótida interna; EC, carótida externa; IM, maxilar interna; MM, meníngea média; AV/V, vertebral; B, comunicante posterior; AB, artéria braquiocefálica; CR, *rete mirabile* carotídea; AP, artéria faríngea ascendente.

O mesmo conceito foi depois estendido para tratar aneurismas envolvendo as artérias cerebrais, Mason Fitch Cogswell (1761-1830) descreveu o uso da ligadura na artéria carótida no tratamento dos aneurismas da carótida extracraniana. No contexto da vasculatura cerebral, a primeira descrição de aneurisma que se tem relatos foi feita por Richard Wiseman durante a Guerra Civil Inglesa. Porém, os aneurismas cerebrais não foram reconhecidos como patologia humana até o século XIX, quando apenas o diagnóstico *post-mortem* era possível.

DESCOBERTA DA RADIOATIVIDADE

A possibilidade de obter imagens no interior do corpo foi descoberta por Marie Curie (1867-1934), ilustre física que conduziu pesquisas pioneiras na área da radioatividade. Em 1903, suas pesquisas lhe renderam um prêmio Nobel juntamente com seu marido Pierre Curie (1859-1906) e o físico Antoine Henri Becquerel (1852-1908). Logo após, a morte de Pierre, Marie Curie recebeu o segundo prêmio Nobel em química pelos seus serviços para o avanço da química com o descobrimento dos elementos rádio e polônio.

Em 1914, Marie Curie foi nomeada diretora do Laboratório Curie do Instituto du Radium da Universidade de Paris onde ela trabalhou até 1934, quando morreu de leucemia causada pela exposição à radiação ao carregar testes de rádio nos bolsos durante a pesquisa e ao longo da Primeira Guerra Mundial quando montou unidades móveis de raios X. Marie Curie treinou 150 profissionais técnicos em radiologia para atuar na linha de frente na Primeira Guerra Mundial. Uma vez percebido que os Raios X poderiam ajudar os médicos a detectar com precisão balas, estilhaços e ossos quebrados, isso poderia salvar a vida dos soldados. Ela convenceu o governo francês a capacitá-la a criar os primeiros centros de radiologia militar da França. O Instituto *Do Radium* que abrigava o laboratório de Marie Curie está situado a poucos metros de onde Pierre e Marie fizeram a descoberta dos elementos radioativos. Atualmente ele foi transformado em museu (Fig. 1-4).

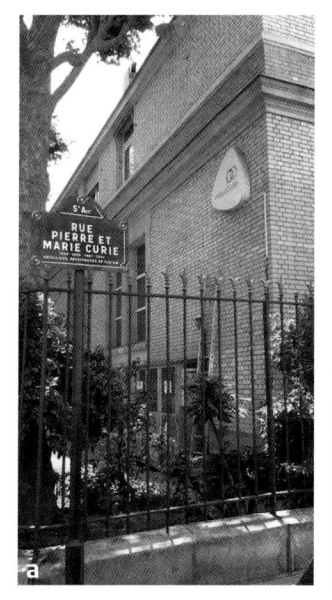

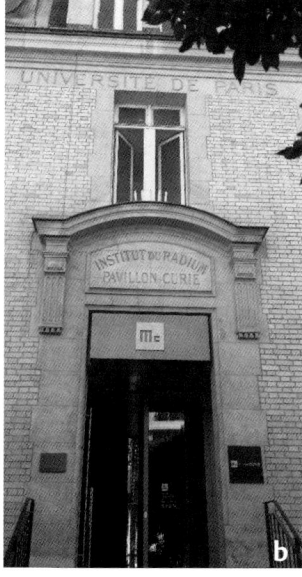

Fig. 1-4. (**a**) O Instituto Curie na Rua Pierre e Marie Curie atualmente abriga o museu Curie. (**b**) Instituto *Do Radium* em Paris, 2017. Fonte: Arquivo da autora, 2017.

PRINCÍPIOS DA ANGIOGRAFIA

Poucos anos depois, em 1927, o conhecido neurocirurgião António Caetano de Abreu Freire Resende, chamado de Egas Moniz (1874-1955) durante as suas pesquisas descobriu substâncias que poderiam ser injetadas no interior das artérias do cérebro de forma a tornar visíveis todos os vasos cerebrais nas radiografias. Ele obteve o que foi chamado de fenômeno da opacidade cerebral com a injeção desses produtos, permitindo criar um realce que ajudava na visualização dos tumores cerebrais quando comparado ao parênquima normal, assim facilitando o seu diagnóstico e tratamento. Essa técnica, desenvolvida por Egas Moniz, se tornou fundamental e pré-requisito para evidenciar os aneurismas cerebrais. Veio a se tornar um método importante para detecção de anomalias cerebrais, principalmente vasculares, a partir dos anos 1950 e 1960 com o desenvolvimento da punção guiada da artéria femoral pelo médico Sven-Ivar Seldinger (1921-1998) no Instituto Karolinska na Suécia. Ainda hoje, a angiografia convencional é considerada o padrão ouro no diagnóstico de doenças cerebrovasculares, como malformações vasculares, dentre elas os aneurismas cerebrais.

DESENVOLVIMENTO DA CIRURGIA NEUROLÓGICA

Na segunda metade do século XIX, as bases cirúrgicas modernas começaram a ser estabelecidas. Na Inglaterra, a neurociência avançava significativamente por causa da excelência do diagnóstico de tumores cerebrais e espinhais por neurologistas que incentivaram a remoção por cirurgiões. Sir Victor Horsley (1857-1916) lançou as bases da cirurgia neurológica com Sir William Macewen (1848-1924). O cirurgião Victor Horsley (1857-1916) publicou o primeiro caso de ligadura de ambas as artérias carótidas para tratamento de um aneurisma intracraniano gigante. Ele fez a exposição da fossa média para tratar um tumor cerebral e realizou uma ligadura da artéria carótida ao nível cervical, e o paciente sobreviveu.

Harvey Williams Cushing (1869-1939), apesar do seu foco ter sido os tumores cerebrais, é considerado o maior neurocirurgião de todos os tempos, sendo um dos pioneiros da cirurgia cerebrovascular. Ele introduziu clipes de prata hemostáticos durante as cirurgias de tumores cerebrais. Esses mesmos clipes eram usados por ele ao se deparar com um aneurisma para ligar a artéria carótida ipsolateral permitindo subsequente punção e incisão desse aneurisma incidental, removendo o trombo e realizando o envelopamento do aneurisma com músculo autólogo. Ele em seguida influenciou vários outros estudiosos das doenças cerebrovasculares no mundo ocidental na época.

Norman McComish Dott (1897-1946), após ter trabalhado em colaboração com Cushing, clinicamente diagnosticou um aneurisma cerebral e realizou a primeira cirurgia frontal eletiva visando ao "empacotamento" do aneurisma com tecido muscular autólogo. Isto ficou conhecido como a primeira neurocirurgia para tratamento de aneurisma cerebral. Anos mais tarde, Axel Herbert Olivecrona (1891-1980) realizou tratamento cirúrgico com envelopamento e remoção de um aneurisma largo da artéria cerebelar posteroinferior, também com base nesse princípio de envelopamento ou *trapping* aneurismático.

POPULARIZAÇÃO DO TRATAMENTO CIRÚRGICO E DESENVOLVIMENTO DA MICRONEUROCIRURGIA

Walter Edward Dandy (1866-1946) realizou uma série de inovações e descobertas nas cirurgias neurológica e neurorradiológica. Ele é mais conhecido por ser pioneiro da cirurgia neurológica vascular juntamente com Cushing e Horsley. Ele utilizou os clipes hemostáticos de Cushing para tratar aneurismas cerebrais em várias localizações, também inventou diferentes técnicas de abordagens vascular e craniana. Em 1919, Dandy publicou artigos sobre a técnica da ventriculografia e pneumoencefalografia que permitia aos cirurgiões visualizar lesões cerebrais pelos raios X, que foi abandonada somente na década de 1970 com a introdução da tomografia computadorizada por causa de complicações relacionadas.

Em 1935, Walter Dandy descreveu o uso de clipes de Cushing para tratar outras patologias vasculares, como as fístulas com oclusão parcial ou total da carótida cervical ipsolateral. Em 1937, realizou um acesso hipofisário (modernamente conhecido como pterional) para clipagem de um aneurisma da artéria comunicante posterior com um clipe de Cushing-Mckenzie modificado. Em seguida, ele realizou a clipagem de um aneurisma da artéria carótida interna direita diagnosticado clinicamente sem auxílio da angiografia de Moniz. Isto na época foi considerado um grande avanço em termos de mortalidade cirúrgica: a obtenção de uma taxa de mortalidade de 30% com novas técnicas de Dandy desafiava os 60% de complicações de morbimortalidade descritas por outros cirurgiões na época, como Fox.

Em seguida, a extensiva literatura sobre o tratamento cirúrgico confirmou que essas novas técnicas cirúrgicas, introduzidas por Dandy, poderiam fazer a diferença e proporcionar o tratamento cirúrgico dos aneurismas cerebrais de forma segura. Sobretudo novos avanços nas disciplinas correlacionadas, como radiologia, anestesia e terapia intensiva, auxiliariam logo na superação das dificuldades técnicas encontradas por Dandy. Anos depois, Charles George Drake (1920-1998) enfatizou a potencial importância da Neurorradiologia Intervencionista particularmente para os aneurismas do polígono de Willis da circulação posterior considerados inoperáveis.

Em 1957, Kurze realizou as primeiras cirurgias com auxílio de um microscópio cirúrgico na introdução da nova geração contemporânea da Zeiss® OPMI, o que tem sido a grande chave de sucesso na maioria das cirurgias complexas envolvendo principalmente os aneurismas cerebrais. O primeiro microscópio cirúrgico desenvolvido, em 1951, pela Zeiss® é ilustrado na Figura 1-5. No entanto, a partir da década de 1970, Mahmut Gazi Yaşargil tem se destacado não apenas como um dos pioneiros da microcirurgia vascular, mas pela genialidade no desenvolvimento de diferentes tipos de técnicas microcirúrgicas, como as abordagens transcisternais, uma variedade de clipes que auxiliavam na oclusão definitiva ou

OPERATIONSMIKROSKOP
1. Ausführung
1951

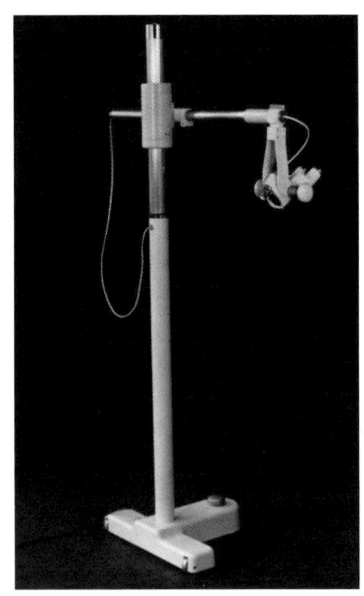

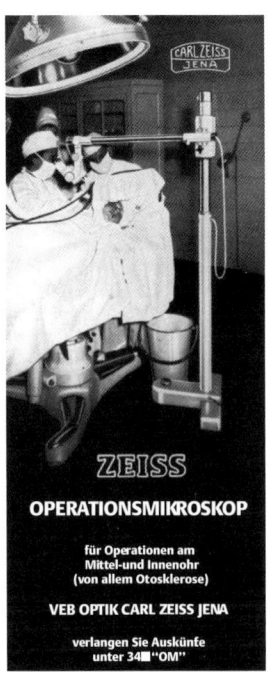

OPERATIONSMIKROSKOP
für Operationen am
Mittel-und Innenohr
(von allem Otosklerose)

VEB OPTIK CARL ZEISS JENA
verlangen Sie Auskünfte
unter 34■"OM"

Fig. 1-5. Primeiro microscópio cirúrgico desenvolvido no mundo (imagem cedida pela Zeiss®).

temporária do aneurisma cerebral e o uso da coagulação com o bipolar. Ele popularizou a cirurgia pterional para todos os aneurismas do polígono de Willis, inclusive os da região do topo da artéria basilar.

Depois da década de 1970, Albert Rhoton (1932-2016), um famoso neurocirurgião e anatomista, destacou-se como um dos pioneiros do estudo da anatomia microneurocirúrgica. Rhoton introduziu muitas novas ideias de pesquisa, técnicas e abordagens cirúrgicas, juntamente com melhores instrumentos de microcirurgia, pelo estudo e ensino de anatomia microcirúrgica, especialmente dentro da neurocirurgia vascular. Um dos seus famosos livros, "Crânio – Anatomia e Acessos Cirúrgicos", foi traduzido para vários idiomas incluindo o português e chinês (Fig. 1-6). Os locais mais frequentes de aparecimento de aneurismas cerebrais saculares, segundo uma adaptação de Rhoton, são ilustrados na Figura 1-7.

SURGIMENTO DOS EXAMES COMPUTADORIZADOS E O DESENVOLVIMENTO DO TRATAMENTO ENDOVASCULAR

Ainda na década de 1970, Jamie Ambrose (1923-2006), neurologista, estudando os tumores cerebrais em conjunto com o fisicista Godfrey Hounsfield (1919-2004), desenvolveu a primeira imagem axial diagnóstica do cérebro no Hospital Atkinson Morley, em Londres; a partir daí surgia a tomografia computadorizada

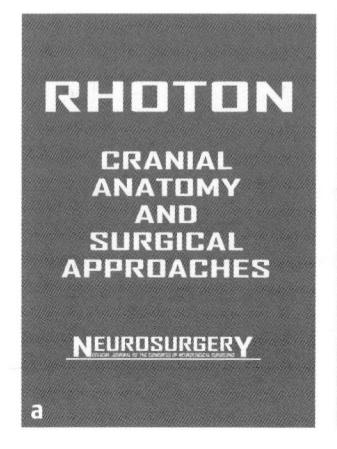

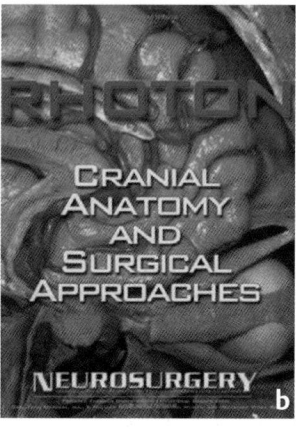

Fig. 1-6. (a e b) Capa e contra capa do livro de Rhoton sobre a anatomia craniana e os principais acessos cirúrgicos.

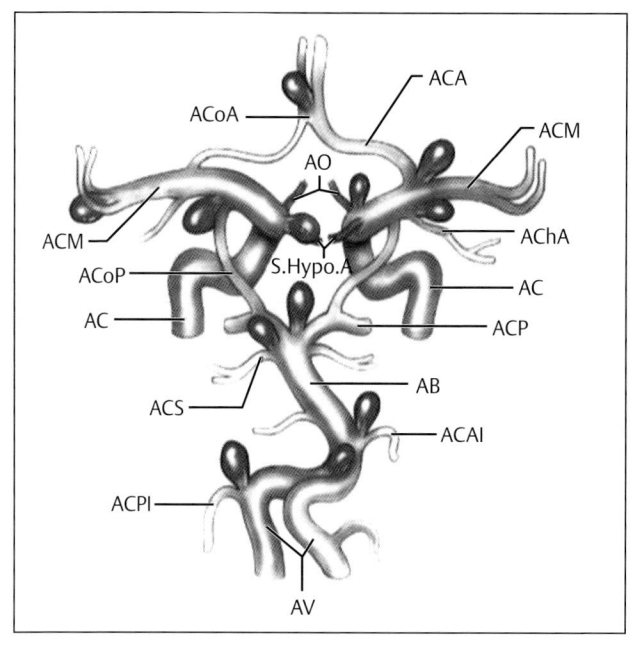

Fig. 1-7. Representação esquemática, adaptada de Rothon, dos locais mais frequentes dos aneurismas cerebrais.
ACoA, artéria comunicante anterior; ACA, artéria cerebral anterior; ACM, artéria cerebral média; ACoP, artéria comunicante posterior; AO, artéria oftálmica; S. Hypo. A, artéria hipofisária superior; AChA, artéria coroidal anterior; ACS, artéria cerebelar superior; ACPI, artéria cerebelar posteroinferior; ACP, artéria cerebral posterior; ACAI, artéria cerebelar anteroinferior; AC, artéria carótida; AB, artéria basilar, AV, artéria vertebral.

que não parou de evoluir com aparelhos cada vez mais refinados, excelente desempenho e rapidez.

Na mesma época, em 1974, Fedor Serbinenko (1928-2001), em Moscou, introduzia o balão intra-arterial para o tratamento das fístulas carótico-cavernosas traumáticas e para os aneurismas inoperáveis da carótida cavernosa. Os trabalhos de Serbinenko na Europa inspiraram vários centros no mundo inteiro (França, principalmente) o que levou ao desenvolvimento em poucos anos da especialidade de Neurointervenção Endovascular ou Neurorradiologia Intervencionista. As primeiras embolizações foram realizadas com balões destacáveis. Os primeiros resultados satisfatórios foram publicados no tratamento de aneurismas "inoperáveis" localizados nas artérias carótida interna e basilar. Mais tarde, os balões de silicone foram usados para excluir o fluxo sanguíneo do aneurisma, sacrificando a artéria parente e prevenindo, assim, um sangramento futuro. Os resultados dessa técnica foram considerados inicialmente bons, mas por causa da necessidade de oclusão do vaso parente ela foi desestimulada. Em seguida, novos materiais, como molas feitas de tungstênio ou aço, foram introduzidos. Uma vez sendo as molas posicionadas por um cateter e guia de aço, eram passíveis de ser depositadas no interior do aneurisma cerebral com intuito de ocluí-lo. Porém, muitas vezes essas molas permaneciam livres, ou seja, eram difíceis de ser estabilizadas no interior do saco aneurismático durante deposição, e a migração de várias dessas molas ocorria com certa frequência de maneira a complicar e inviabilizar o tratamento dos aneurismas cerebrais.

No final da década de 1980, Guido Guglielmi desenvolveu as chamadas molas destacáveis a partir da concepção de um sistema inovador por eletrólise. As molas depositadas no interior do aneurisma promoveriam a coagulação do sangue e obliterariam a circulação dentro dos aneurismas cerebrais. Molas feitas principalmente de platina poderiam ser inseridas no lúmen do aneurisma. Um trombo local então se formaria em torno das molas, obliterando o saco aneurismático. Esta nova técnica revolucionou a embolização padrão com molas, porém, ainda se apresentava com uma dificuldade de estabilização das molas dentro do aneurisma e fácil migração das mesmas quando destacadas. Isto era particularmente significativo quando se tratava de aneurismas de morfologia complexa, principalmente os de colo largo.

ERA MODERNA DA NEUROINTERVENÇÃO E SURGIMENTO DOS *STENTS*

Ainda na década de 1990, novos dispositivos começaram a ser desenvolvidos na busca de uma solução para tratar esses aneurismas mais robustos com geometria complexa. E, também, os não passíveis de tratamento de embolização com molas, remodelamento com balão ou sem indicação de ligadura do vaso parente.

Em 1992, o professor Jacques Moret, em Paris, introduzia a técnica de "remodelamento" com balão. Esta técnica consistia em inflar um balão não destacável temporariamente no colo aneurismático durante a deposição das molas destacáveis para auxiliar no tratamento de aneurismas com morfologia complexa, particularmente os de colo largo. A mesma visava a impedir a saída das molas pelo colo durante a embolização, ao mesmo tempo permitia uma maior impactação das molas dentro do aneurisma e ao nível do colo aneurismático largo. Cinco anos após, Jacques Moret reportou a primeira série com 56 aneurismas em 54 pacientes (70% tinham história de hemorragia subaracnoide) com resultados de 93% de sucesso e morbimortalidade de 1%. Em longo prazo, verificou que a técnica poderia também diminuir a sua recanalização, uma das complicações mais temidas com o uso das técnicas de Neurorradiologia Intervencionista. Na Figura 1-8 ilustramos a técnica de remodelamento com balão realizada durante o tratamento endoscular de uma paciente de 40 anos, tabagista pesada, que apresentou um episódio de hemorragia subaracnoide grau IV Fisher secundária a uma ruptura aneurismática. Note que a mesma era portadora de aneurismas múltiplos tratados por embolização arterial em várias etapas visando à sua obliteração via endovascular.

Essas novas técnicas de embolização dos aneurismas cerebrais começaram a ser empregadas em várias partes do mundo em razão do fato de permitir o tratamento da maioria dos aneurismas cerebrais sem a necessidade de abertura do crânio, também são menos invasivas e com menor morbimortalidade evidenciada por estudos clínicos randomizados.

Os primeiros *stents* utilizados na clínica eram os balões expansíveis e foram desenvolvidos para uso em cardiologia, cuja navegabilidade era difícil ou quase impossível nos vasos intracranianos. A Figura 1-9 demonstra um aneurisma de anatomia complexa tratado com *stent* expansível com balão (Fig. 1-9a-c). A Figura 1-9a ilustra uma imagem *snapshot* obtida durante a intervenção exemplificando um *stent* expansível com balão cobrindo o colo do aneurisma. Observamos na sequência, nas Figuras 1-9b-c, a complexidade anatômica e morfológica do aneurisma tratado, cujo colo é largo e, apesar do formato sacular, apresenta um acentuado dismorfismo na parede. Nesse caso, o *stent* expansível com balão seria útil para conter a migração de micromolas durante a embolização decorrente de seu colo alongado.

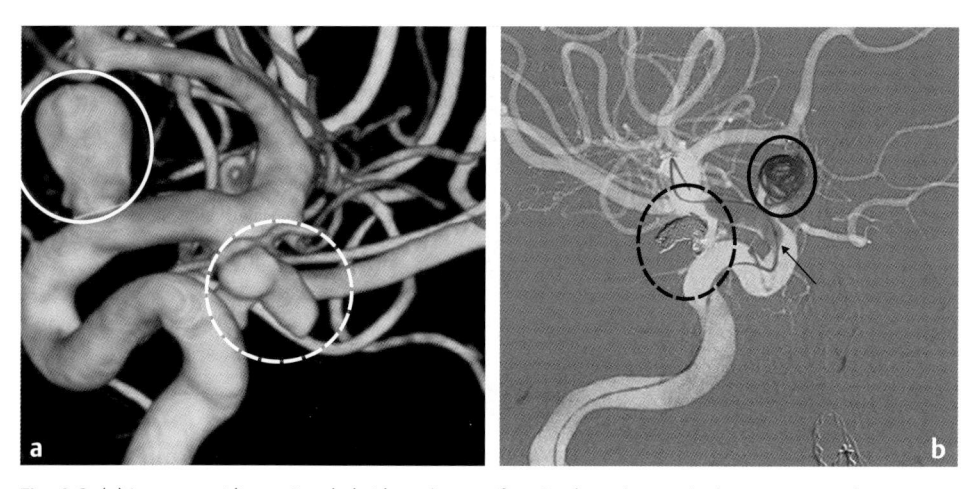

Fig. 1-8. (**a**) Imagem tridimensional obtida após opacificação da artéria carótida por angiografia convencional mostrando dois aneurismas, um em posição carótido-oftálmica direita medindo 8 mm de diâmetro e 3,5 mm de colo (círculo contínuo) e outro em posição comunicante posterior bilobulado com 7 mm de diâmetro e 3,5 mm de colo (círculo tracejado). (**b**) Imagem *roadmap* obtida durante uma intervenção endovascular demonstrando uso de molas e a técnica de remodelamento com balão (seta) em paciente com múltiplos aneurismas. Fonte: Arquivo da autora, 2010.

ASPECTOS HISTÓRICOS RELEVANTES   13

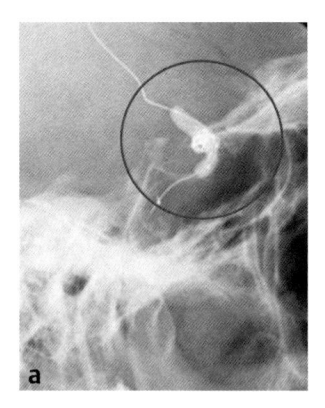

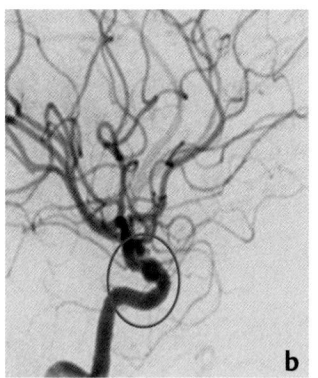

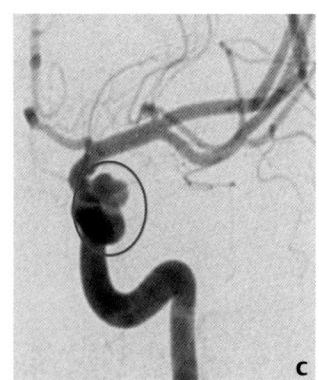

Fig. 1-9. (a) Stents com balão. Imagem snapshot obtida durante intervenção endovascular demonstrando uso de stent expansível com balão (círculo). **(b)** Imagem angiográfica obtida durante intervenção endovascular demonstrando o aneurisma cerebral com angioarquitetura complexa em incidência de perfil. **(c)** Imagem angiográfica obtida durante intervenção endovascular demonstrando o aneurisma cerebral com angioarquitetura complexa em incidência de perfil. Fonte: Arquivo da autora, 2011. (Imagem cedida pelo Prof. J. Moret.)

O primeiro *stent* autoexpansível introduzido ainda na década de 1990, mas somente aprovado pela FDA em 2002, o *stent* Neuroform® foi indicado para tratamento de aneurismas de colo largo e inacessíveis por via cirúrgica aberta. Os resultados clínicos preliminares foram publicados, em 2004, por Doerfler *et al.* demonstrando uma série clínica de 19 pacientes tratados com Neuroform® que representou um avanço para os aneurismas pequenos, de colo largo e previamente considerados não passíveis pelo tratamento endovascular.

Em seguida, vários *stents* foram surgindo, como Leo® (Balt, Montmorency, France) que se mostrou com maior força radial e possibilidade de reposicionamento comparado aos predecessores. Posteriormente, surgiram o Solo® (Ev3, Irvine, Ca, USA), Enterprise® (Cordis, Miami, Florida, USA), Solitaire® (Ev3, Irvine, Ca, USA), e assim sucessivamente.

A partir de 2002, foram lançados os chamados *stents* de células quase totalmente fechadas ou *flow diverters* (p. ex., Pipeline® [Chesnut, Menlo Park, Ca, USA]) e Silk® [Balt Extrusion, Montmorency, France] que teriam três principais alvos de ação: reconstrução anatômica do vaso parente, modificação do fluxo pelo orifício do aneurisma e reparo biológico nas proximidades do nível do colo por crescimento neointimal do endotélio vascular. Observe, na Figura 1-10, a diferença na malha do *stent* comparando o Tipo A (de células abertas) Neuroform® e Tipo B (de células quase fechadas) ou Pipeline®.

A partir de 2011, novos *stents* não pararam de surgir como os *stents* com o intuito de modificar o fluxo ainda mais recentes como Surpass® (Stryker), Medina embolic device® (Medtronic), Luna AES® (aneurysm embolization system, Nfocus Neuromedical), FRED® (Flow Redirection Endoluminal Device)® e Pconus®

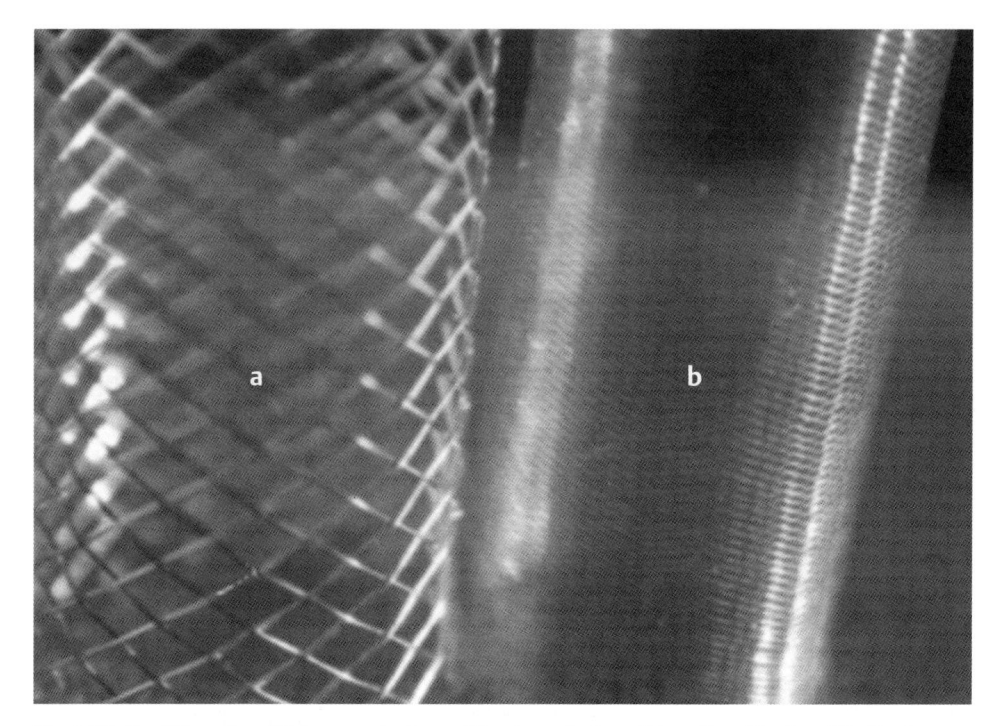

Fig. 1-10. *Stent* Neuroform® (**a**) *versus stents* modificadores de fluxo (**b**) ou Flow Diverters/Pipeline®. Fonte: Arquivo da autora, 2011.

que também são da mesma linha dos *stents* modificadores ou com redirecionamento de fluxo, ou ainda, o WEB® (Woven EndoBridge, Sequent Medical) ilustrado na Figura 1-11, com os seus diferentes tipos de *stents* disruptores de fluxo. Um grande diferencial dos *stents* WEB® é que não necessita de anticoagulação durante o procedimento.

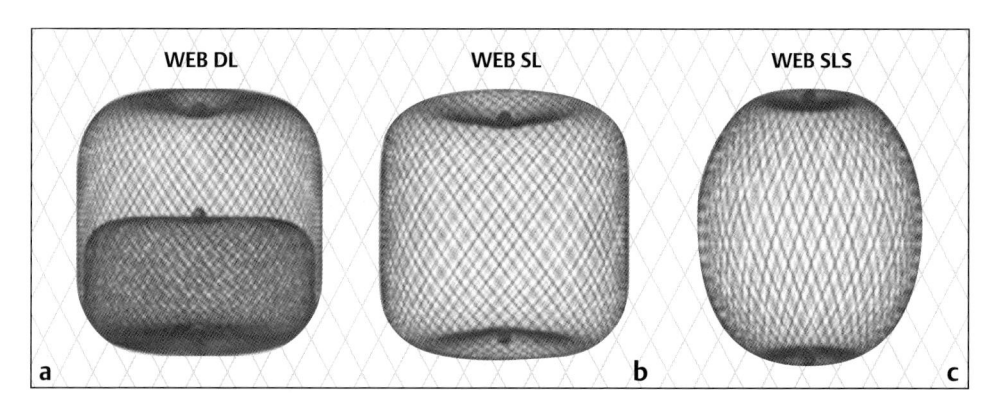

Fig. 1-11. Diferentes tipos de *stents* endosaculares WEB®. (**a**) DL, (**b**) SL, (**c**) SLS. Fonte: Arquivo da autora, 2015.

ERA DA ROBÓTICA E INTELIGÊNCIA ARTIFICIAL

Desde o início do século XX, a revolução tecnológica e digital que envolve computadores com tecnologias emergentes vem determinando uma transição drástica no mundo moderno consequentemente na Medicina. O resultado disso tem afetado diretamente as estratégias organizacionais se tornando um aliado, automatizando as tarefas em todos os campos da Medicina. Na Figura 1-12, as principais regiões com os respectivos robôs desenvolvidos até o presente momento são demonstradas.

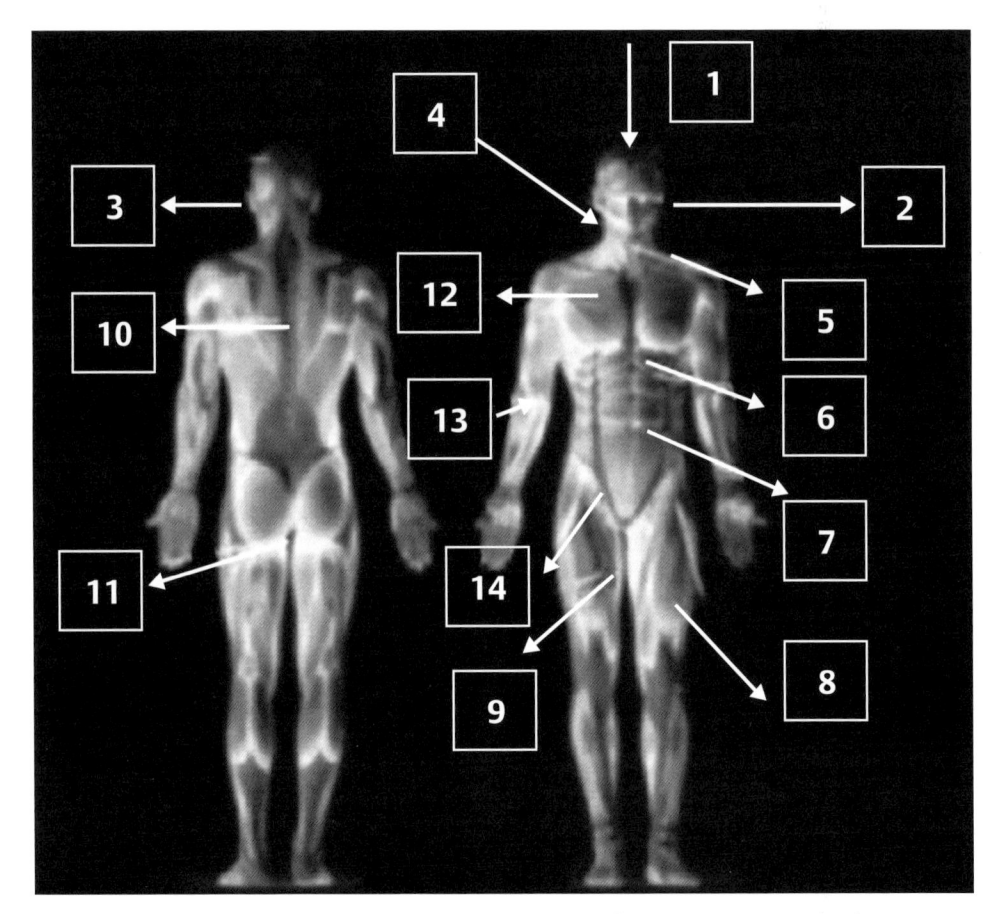

Fig. 1-12. Principais robôs desenvolvidos na Medicina. (**1**) Neuro [Mazor, Synaptive, Medtech, Monteris, Renishaw]. (**2**) Olhos [Cambridge Consult, Preceyes]. (**3**) Cabelo [Restoration Robotics]. (**4**) Dental [Neocis]. (**5**) Cabeça e Pescoço [Medrobotics, Intuitive, Medineering]. (**6**) Pulmão [Intuitive, Auris]. (**7**) Abdome [Intuitive, TransEnterix, Titan Medical, Virtual Incision, Cambridge Med Rob]. (**8**) Joelho [Stryker/Mako, Think Surgical, Smith & Nephew, Tinavi, OmniLife]. (**9**) Cateterismo Cardíaco [Corindus, Hansen, Stereotaxis, Robocath]. (**10**) Coluna [Mazor, Globus, AQrate, Spine Bullseye]. (**11**) Transanal [EDAP TMS, Medrobotics]. (**12**) Pele [Neocis]. (**13**) Sangue [Veebot]. (**14**) Intervenção Vascular [Niobe, Sensei, Magellan].

Na área da Medicina Neurovascular, particularmente relacionada com os aneurismas cerebrais, as técnicas de inteligência artificial e robótica têm um papel crítico principalmente reestruturando os processos de investigação e tratamento. Muitos desafios ainda estão pela frente, mas tudo indica que novos caminhos estão sendo traçados e estarão firmemente enraizados no nosso futuro. Esses novos caminhos incluem o estabelecimento das novas tecnologias emergentes de robótica e inteligência artificial dentro da neurovascular.

Esse novo cenário tem gerado muitas expectativas e promessas de transformação, em todos os campos da saúde, pela inteligência artificial para resolver problemas e criar novas soluções que facilitem a precisão da medicina. Essa busca de novas soluções e estratégias com base na robótica e na inteligência artificial aplicadas aos aneurismas cerebrais será discutida em mais detalhes nos próximos capítulos. Os primeiros impactos dessa nova era já têm sido observados, no entanto, em um futuro próximo, deverão mudar completamente a face da Medicina. Não sabemos muito dos desafios que nos esperam, mas acreditamos na consolidação do raciocínio clínico com esses novos métodos atingindo uma simplificação da compreensão funcional dos aneurismas cerebrais.

LEITURAS SUGERIDAS

Alaraj A, Wallace A, Dashti R, Patel P, Aletich V. Balloons in endovascular neurosurgery: history and current applications. *Neurosurgery*. 2014 Feb;74 Suppl 1:S163-90.

Alic M. The history of women in science: A women's studies course. *Women's Studies International Forum*. 1982;5(1):75-81.

Antoniou GA, Riga CV, Mayer EK, Cheshire NJW, Bicknell CD. Clinical applications of robotic technology in vascular and endovascular surgery. *J Vasc Surg*. 2011 Feb;53(2):493-9.

Bailey P. Historical vignette. *Surg Neurol*. 1994 Jul;42(1):83-90.

Berenstein A, Ransohoff J, Kupersmith M, Flamm E, Graeb D. Transvascular treatment of giant aneurysms of the cavernous carotid and vertebral arteries. Functional investigation and embolization. *Surg Neurol*. 1984 Jan;21(1):3-12.

Betham Robinson. St. Thomas's Hospital. A case of femoral aneurysm in hunter's canal; ligature of the superficial femoral and popliteal arteries; cure of the aneurysm; death from cardiac disease ten weeks later. *The Lancet*. 1904 Aug;164(4223):376-7.

Bhat DI. Animal models for cerebral vasospasm: Where do we stand? *Neurol India*. 2017;65(5):1043-5.

Bozzetto Ambrosi P, Gory B, Sivan-Hoffmann R, Riva R, Signorelli F, Labeyrie P, et al. Endovascular treatment of bifurcation intracranial aneurysms with the WEB SL/SLS: 6-month clinical and angiographic results. *Interv Neuroradiol*. 2015 Aug;21(4):462-9.

Fox AJ, Drake CG. Endovascular therapy of intracranial aneurysms. *AJNR Am J Neuroradiol*. 1990 Jul-Aug;11(4):641-2.

González-Darder JM. Cranial trepanation in primitive cultures. *Neurocirugía (English Edition)*. 2017 Jan-Feb;28(1):28-40.

Guglielmi G. Guglielmi detachable coils. *J Neurointerv Surg*. 2014 05/09.

Hage ZA, Alaraj A, Charbel FT. Neuroimaging in the modern era. *Transl Res*. 2016 Sep;175:1-3.

Lai LT, O'Neill AH. History, Evolution, and Continuing Innovations of Intracranial Aneurysm Surgery. *World Neurosurg*. 2017 Jun;102:673-81.

Ljunggren B, Säveland H, Brandt L. Aneurysmal subarachnoid hemorrhage-historical background from a scandinavian horizon. *Surg Neur*. 1984 Dec;22(6):605-16.

Lylyk P, Ferrario A, Pasbón B, Miranda C, Doroszuk G. Buenos Aires experience with the Neuroform self-expanding stent for the treatment of intracranial aneurysms. *J Neur*. 2005 Feb;102(2):235-41.

Massoud TF, Turjman F, Ji C, Viñuela F, Guglielmi G, Gobin YP, et al. Endovascular treatment of fusiform aneurysms with stents and coils: technical feasibility in a swine model. *AJNR Am J Neuroradiol*. 1995 Nov-Dec;16(10):1953-63.

Matsushima T, Matsushima K, Kobayashi S, Lister JR, Morcos JJ. The microneurosurgical anatomy legacy of Albert L. Rhoton Jr., MD: an analysis of transition and evolution over 50 years. *J Neurosurg*. 2018 Feb:1-11.

McBeth PB, Louw DF, Rizun PR, Sutherland GR. Robotics in neurosurgery. *The Am J Surg*. 2004 Oct;188(4A, Suppl):68S-75S.

Medical Uses Of Radium. *The Lancet*. 1940 Feb;235(6075):224-5.

Moret J, Cognard C, Weill A, Castaings L, Rey A. The "Remodelling Technique" in the Treatment of Wide Neck Intracranial Aneurysms. Angiographic Results and Clinical Follow-up in 56 Cases. *Interv Neuroradiol*. 1997 Mar;3(1):21-35.

Perloff JK. Human Dissection and the Science and Art of Leonardo da Vinci. *The Am J Cardiol*. 2013 Mar;111(5):775-7.

Peschillo S, Caporlingua A, Caporlingua F, Guglielmi G, Delfini R. Historical Landmarks in the Management of Aneurysms and Arteriovenous Malformations of the Central Nervous System. *World Neurosurg*. 2016 Apr;88:661-71.

Robinson A. Galen: life lessons from gladiatorial contests. *The Lancet*. 2013 Nov;382(9904):1548.

Romodanov AP, Shcheglov VI. Endovascular method of excluding from the circulation saccular cerebral arterial aneurysms, leaving intact vessels patient. *Acta Neurochir Suppl (Wien)*. 1979;28(1):312-5.

Serbinenko FA. Balloon occlusion of saccular aneurysms of the cerebral arteries. *Vopr Neirokhir*. 1974 Jul-Aug;(4):8-15.

Shen JT, Weinstein M, Beekley A, Yeo C, Cowan S. Ambroise Paré (1510 to 1590): a surgeon centuries ahead of his time. *Am Surg*. 2014 Jun;80(6):536-8.

Szikora I, Guterman LR, Wells KM, Hopkins LN. Combined use of stents and coils to treat experimental wide-necked carotid aneurysms: preliminary results. *AJNR Am J Neuroradiol*. 1994 Jun;15(6):1091-102.

Vazquez Añon V, Aymard A, Gobin YP, Casasco A, Rüffenacht D, Khayata MH, et al. Balloon occlusion of the internal carotid artery in 40 cases of giant intracavernous aneurysm: technical aspects, cerebral monitoring, and results. *Neuroradiology*. 1992;34(3):245-51.

HEMODINÂMICA CEREBRAL, GÊNESE E MORFOLOGIA ANEURISMÁTICA

CAPÍTULO 2

Os fantásticos avanços na Medicina e as crescentes inovações tecnológicas dos materiais, instrumentos de diagnóstico e tratamento têm impulsionado novas pesquisas experimentais em ciência básica aplicada aos aneurismas cerebrais. Esses estudos visam a correlacionar a biopatologia, sobretudo os mecanismos envolvidos na gênese, ou a chamada história natural dos aneurismas cerebrais com a prática do dia a dia. Para tal a maioria dos grandes centros de pesquisa tem empregado equipes multidisciplinares, incluindo profissionais de diversas áreas de saúde e afins, que trabalham em conjunto para vislumbrar essa parte ainda considerada bastante obscura dentro da Neurociência. Assim sendo, o crescente interesse no estudo e na pesquisa da hemodinâmica cerebral e aneurismática tem de certa forma permitido um melhor entendimento da angioarquitetura dos vasos cerebrais e dos processos relacionados que desencadeiam o aparecimento dos aneurismas cerebrais e sua interação com toda a circulação cerebral.

ORGANIZAÇÃO FUNCIONAL DA CIRCULAÇÃO CEREBRAL

Um bom conhecimento da organização funcional da hemodinâmica cerebral é essencial para o entendimento dos aneurismas cerebrais. Anatomicamente a circulação cerebral é formada por artérias-tronco (Figs. 2-1a e b) que se dividem em arteríolas menores e artérias piais. Na maioria dos indivíduos, o encéfalo é irrigado por dois pares de grandes artérias: duas carótidas internas que se originam a partir das comuns que, por sua vez, surgem do arco aórtico, do lado esquerdo e do tronco braquiocefálico, no direito, constituindo o que denominamos **circulação anterior**, enquanto as duas artérias vertebrais que surgem das subclávias ou, às vezes, direto do arco aórtico constituem a **circulação posterior**. Ambas, circulações anterior e posterior, têm origem embriológica distinta conforme e estão conectadas entre si pelas artérias comunicantes posteriores formando um anel vascular (dentro da esfera verde), conhecido como círculo arterial de Willis (*circulus arteriosus cerebri*) ou simplesmente polígono de Willis. Conforme observamos na Figura 2-1a e b, o polígono de Willis se localiza na base do crânio protegido dentro da caixa craniana. Na Figura 2-1c, observamos as localizações mais comuns dos aneurismas cerebrais dentro do polígono de Willis.

O polígono de Willis (representado dentro do círculo verde na Figura 2-1a e b) deriva do médico Thomas Willis (1621-1675) que descreveu a capacidade da circulação cerebral de garantir fluxo sanguíneo de uma área para outra por meio da rede colateral, em sua famosa publicação chamada de *Cerebri Anatome*, de 1664. Ele foi o primeiro a fornecer uma descrição completa do padrão vascular e a indicar a provável função do círculo arterial também conhecido, oficialmente, como o *cerebri circulus arteriale*, que circunda a haste hipofisária e serve como importante via no sistema de colateralidade da circulação cerebral, proporcionando trocas entre o suprimento de sangue do cérebro anterior e o rombencéfalo, ou seja, entre a carótida interna e os sistemas vertebrobasilares, após a obliteração de conexões embrionárias primitivas. Sua função depende de continuidade da configuração anelar (referido como integridade morfológica e funcional), que é conhecida por variar e apresentar constantes assimetrias.

Circulação Anterior

A circulação anterior se origina a partir das duas carótidas internas, que têm duas curvas em forma de "S", ou também conhecida como sifão carotídeo, conforme representado na Figura 2-1a. Logo após o sifão carotídeo emergem as duas artérias cerebrais anteriores (ACA) ligadas por uma única artéria comunicante anterior (ACoA) que se estende anteriormente. Lateralmente, temos as artérias cerebrais médias (ACM) que consistem em extensões embriológicas das carótidas internas.

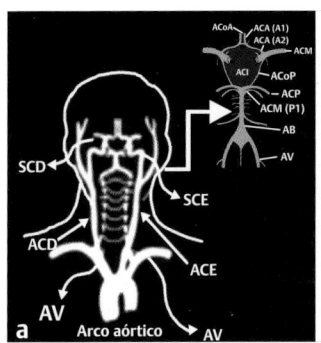

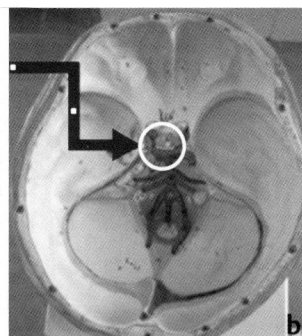

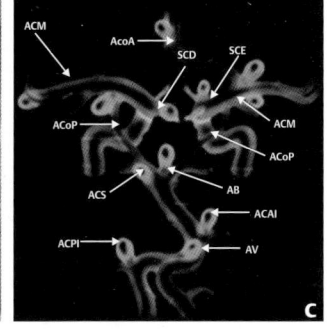

Fig. 2-1. (a) Representação esquemática da circulação encefálica e do Polígono de Willis. (b) Foto de modelo anatômico do Polígono de Willis realizado no Departamento de Anatomia da Universidade Católica de Pelotas. (c) Representação esquemática adaptada de Rothon mostrando as localizações mais comuns de aneurismas cerebrais. ACoA, artéria comunicante anterior; ACA, artéria cerebral anterior; ACAI, artéria cerebelosa anteroinferior; AB, artéria basilar; ACD, artéria carótida direita; ACE, artéria carótida esquerda; ACM, artéria cerebral média; ACoP, artéria comunicante posterior; ACP, artéria cerebral posterior; P1, segmento P1; P2, segmento P2; ACS, artéria cerebelar superior; SCD, sifão carotídeo direito; SCE, sifão carotídeo esquerdo; AV, artéria vertebral; ACPI, artéria cerebral posteroinferior.

Artéria Carótida Interna e Externa

Genericamente conforme ilustramos na Figura 2-1a cada artéria carótida comum se bifurca em uma artéria carótida interna (ACI) e externa (ACE) logo abaixo do ângulo da mandíbula e aproximadamente ao nível da cartilagem tireoidiana. A artéria carótida interna entra na base do crânio pelo forame lacerado e faz um curto trajeto dentro da porção petrosa do osso temporal. Em seguida, entra no seio cavernoso antes de penetrar a dura e ascende acima dos processos clinoides para se dividir na ACA e ACM.

Sifão Carotídeo

O sifão carotídeo foi descrito por Egas Moniz, em 1927, mas, como ele mesmo dizia, é difícil de definir. Radiologicamente, o sifão carotídeo é uma porção da artéria carótida interna com forma sinuosa, considerado um importante marco anatômico e angiográfico, encontra-se entre o seio cavernoso, processo supraclinoide e a bifurcação da artéria carótida interna. Toda a circunferência do sifão carotídeo pode ser sede frequente de aneurismas cerebrais que têm localizações diversas. Na Figura 2-2b e c, observa-se dois aneurismas cerebrais surgindo no sifão carotídeo da artéria carótida interna, um com aspecto displásico (contido dentro do círculo) e outro paralelo no segmento hipofisário (contido dentro do quadrado).

De acordo com as Figuras 2-2a e 2-3a, a artéria carótida interna ao nível supraclinoide origina os seus três ramos importantes: 1) a artéria oftálmica; 2) a(s) artéria(s) comunicante(es) posterior(es); 3) a(s) artéria(s) coroide(s) anterior(es), geralmente respeitando essa ordem. Em alguns casos, a artéria oftálmica surge da carótida interna dentro do seio cavernoso.

Os ramos da carótida externa, às vezes, formam anastomoses que fornecem circulação colateral para a carótida interna. Esses ramos incluem as artérias facial e temporal superficial. Ambos, os vasos, podem anastomosar-se com os ramos supratrocleares da artéria oftálmica. Nos casos de oclusão das carótidas internas abaixo do nível do ramo oftálmico, as artérias temporais faciais e superficiais, às vezes, fornecem sangue pelo ramo oftálmico para a carótida interna distal. Raros casos de aneurismas são descritos na carótida externa, na maioria são pseudoaneurismas.

O segmento inicial do sifão carotídeo supraclinóideo é dirigido posteriormente, e frequentemente aneurismas surgem ao nível da junção da artéria oftálmica e da carótida interna, também conhecidos como carótido-oftálmicos, que estão entre os mais complexos aneurismas em razão da sua variabilidade morfológica e anatômica. A artéria oftálmica pode estar envolvida ou não, e sintomas clínicos relacionados com artéria oftálmica podem ocorrer, principalmente, se o aneurisma crescer superiormente, conforme observamos nas Figuras 2-2a e 2-3.

Aneurismas que surgem distalmente à origem da artéria oftálmica são chamados de aneurismas da artéria hipofisária superior (Fig. 2-2a) e são frequentemente confundidos com aneurismas cavernosos. Quando as artérias hipofisárias estão

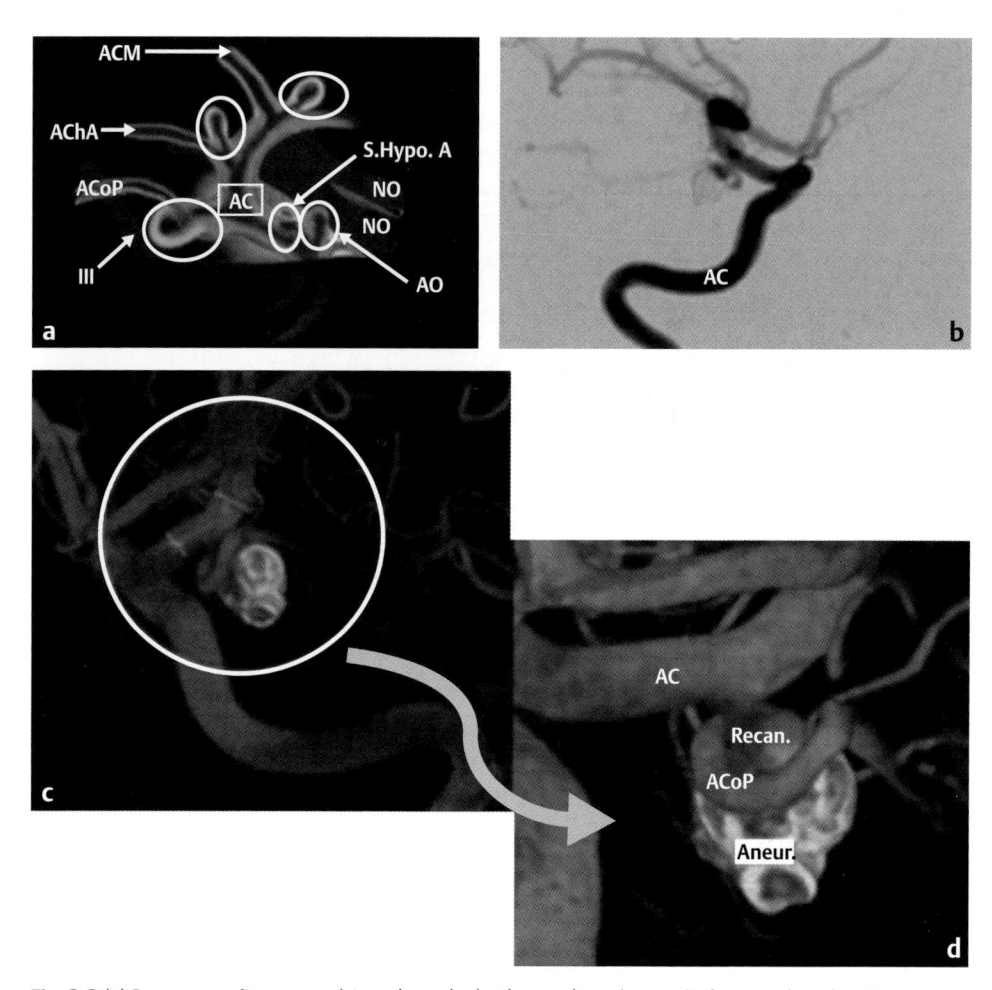

Fig. 2-2 (a) Representação esquemática adaptada de Rhoton da artéria carótida supraclinoide com aneurismas relacionados circulados. **(b)** Imagem bidimensional angiográfica da ACI em incidência de perfil. **(c)** Imagem tridimensional angiográfica de um aneurisma no segmento comunicante posterior da artéria carótida interna com recanalização obtida no planejamento *pré-stenting*. **(d)**. Imagem tridimensional angiográfica de um aneurisma no segmento comunicante posterior, observe a origem da artéria comunicante posterior no colo aneurismático. ACM, artéria cerebral média; ACoP, artéria comunicante posterior; AO, artéria oftálmica; NO, nervo óptico; S. Hypo. A, artéria hipofisária; AChA, artéria coroide anterior; AC, artéria carótida; III, terceiro nervo craniano; Recan., recanalização; Aneur., aneurisma.

envolvidas no suprimento da glândula hipofisária podem estar comprometidas se o aneurisma se expandir medialmente pelo fato de que são artérias perfurantes. Diabetes *insipidus* e amenorreia podem resultar da oclusão desses ramos. Após, a origem da artéria hipofisária superior, o sifão carotídeo faz uma curva convexa posterior de onde se originam as artérias comunicantes posteriores e as artérias coróideas anteriores.

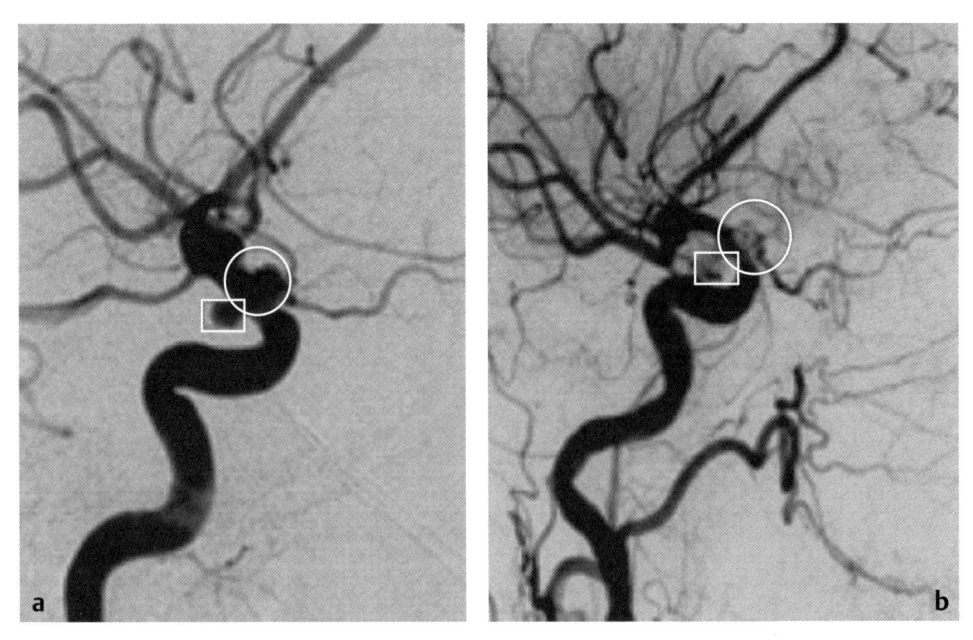

Fig. 2-3. (a) Imagem angiográfica obtida a partir da opacificação da artéria carótida interna seletivamente demonstrando um aneurisma surgindo na origem da artéria oftálmica e outro imediatamente inferior na região paraoftálmica próximo à emergência da artéria hipofisária. (b) Imagem angiográfica obtida no final do tratamento endovascular dos dois aneurimas do sifão carotídeo.

Os aneurismas surgem mais comumente na região da junção das artérias comunicantes posteriores com a carótida interna, imediatamente distal à origem da artéria comunicante posterior, conforme observamos na Figura 2-2a. Quando o aneurisma surge nessa região da artéria comunicante posterior para cima ou para baixo, uma vez ao atingirem 4 a 5 mm, podem atingir o nervo oculomotor que pode ser comprimido ao nível do teto do seio cavernoso, conforme observamos na Figura 2-2a. Na Figura 2-2b e c, ilustramos um aneurisma da comunicante posterior com sinais de recanalização cujo seu colo se origina junto com a artéria comunicante posterior. Observe a parte recanalizada que se salienta sobre a parte previamente embolizada. Na Figura 2-2d, podemos observar o mesmo aneurisma visualizado por angiografia convencional.

Distalmente às artérias comunicantes posteriores, os aneurismas que acometem as artérias coróideas anteriores podem também surgir distal, superior ou superolateral à origem das artérias coroides anteriores que são ilustradas na Figura 2-2a esquemática adaptada de Rhoton. Observamos uma artéria única com um aneurisma surgindo próximo à sua origem. Na maioria dos humanos, as AChAs se originam em pares ou duplicações. Dirigem-se caudal e medialmente pelo trato óptico, ao qual fornecem alguns pequenos ramos, e entram no cérebro pela fissura coroide. Muitas estruturas cerebrais importantes recebem fluxo sanguíneo da artéria coroide anterior, incluindo porções do hipocampo anterior, úncus, tonsila, globo pálido, núcleo caudado, tálamo lateral, corpo geniculado e uma grande porção do membro posterior mais inferior da cápsula interna. Geralmente os aneurismas nessa localização têm ramos perfurantes mais comprimidos pelos aneurismas do que em outras localizações dentro do sifão carotídeo.

A bifurcação carotídea (Fig. 2-4) é sede frequente de aneurismas cerebrais, que se desenvolvem ao nível do ápice carotídeo e podem envolver várias perfurantes. Na Figura 2-4a ilustramos um aneurisma que se origina na bifurcação carotídea que foi identificado durante o acompanhamento de um aneurisma embolizado da região do complexo comunicante anterior.

Artérias Cerebrais Médias

As artérias cerebrais médias fornecem sangue para a maior parte da superfície lateral dos hemisférios cerebrais que são um dos locais mais acometidos por aneurismas cerebrais mais comumente ao nível das bifurcações ou trifurcações a partir do tronco principal na fissura silviana, que se chama artéria silviana. Observe a Figura 2-5a adaptada de Rhoton demonstrando um aneurisma que se origina na região da bifurcação da artéria silviana. Repare que a artéria silviana passa lateralmente em direção à fissura silviana e origina algumas das artérias perfurantes e todas as artérias lentículo-estriadas laterais, mediais e internas. Estas artérias fornecem suprimento ao putâmen, à cabeça e ao corpo do núcleo caudado, ao globo pálido lateral, ao membro anterior da cápsula interna e à porção superior do membro posterior da cápsula interna. Após a bifurcação ou trifurcação, a artéria silviana se bifurca ou trifurca em várias artérias menores agrupadas em uma divisão superior que alimenta a superfície cortical acima da fissura, e uma divisão inferior, que fornece a superfície cortical do lobo temporal. O seu território inclui as principais áreas motoras e sensoriais do córtex, áreas para o movimento do olho e da cabeça, radiações ópticas, córtex sensorial auditivo, e, no hemisfério dominante, áreas motora e sensorial para a linguagem.

Artérias Cerebrais Anteriores

As artérias cerebrais anteriores se originam medialmente acima do quiasma óptico e se dirigem rostralmente para a fissura inter-hemisférica e caudalmente na direção do corpo caloso. Conforme observamos na Figura 2-6a, em uma pequena fração de indivíduos normais, o segmento A1 da cerebral anterior (a porção entre a origem da cerebral média e o primeiro ramo principal, a artéria comunicante anterior) é hipoplásico ou ausente, o que deixa sua porção distal a ser fornecida pela cerebral anterior contralateral através da artéria comunicante anterior.

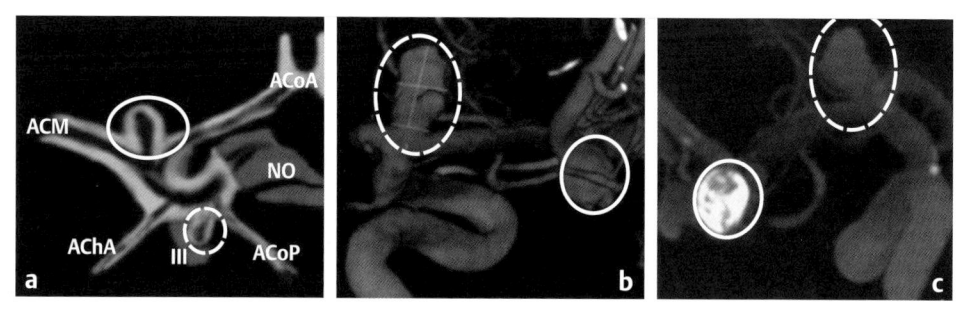

Fig. 2-4. (a) Representação esquemática adaptada de Rhoton ilustrando bifurcação da artéria carótida e área mais suscetível de aneurisma relacionado (círculo tracejado). **(b)** Imagem tridimensional obtida durante investigação de aneurismas múltiplos ilustrando aneurisma na localização da bifurcação da artéria carótida (círculo tracejado) e artéria comunicante anterior (círculo contínuo). **(c)** Imagem tridimensional obtida em planejamento de tratamento do aneurisma de bifurcação da artéria carótida interna.
ACM, artéria cerebral média; ACoP, artéria comunicante posterior; NO, nervo óptico; AChA, artéria coroide anterior; III, terceiro nervo craniano.

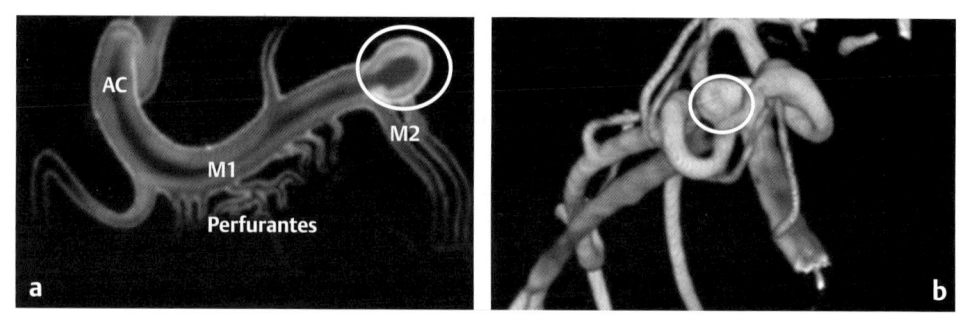

Fig. 2-5. (a) Representação esquemática adaptada de Rhoton da artéria cerebral média com aneurisma da ACM contido dentro do círculo. **(b)** Imagem tridimensional obtida durante angiografia pré-operatória ilustrando um pequeno aneurisma localizado na bifurcação da ACM (círculo). M1, segmento principal; M2, divisões de M1; AC, artéria carótida.

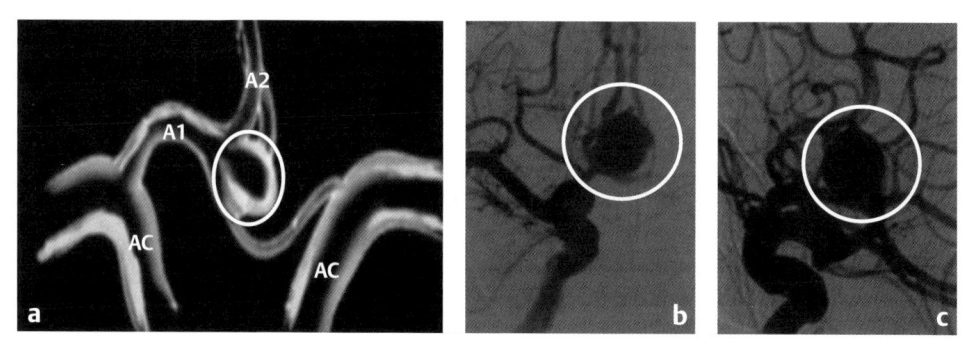

Fig. 2-6. (a) Representação esquemática adaptada de Rhoton da artéria cerebral anterior com aneurisma do complexo comunicante anterior (circulado). **(b e c)** Imagens angiográficas de um aneurisma do complexo da comunicante anterior (circulado) em incidência de perfil e AP.

Os segmentos A1 e A2 (as porções entre a artéria comunicante anterior e o joelho do corpo caloso) produzem muitos ramos pequenos que penetram a substância perfurada anterior do cérebro. Esses pequenos ramos penetrantes incluem todas as artérias lentículo-estriadas anteriores e algumas das artérias lentículo-estriadas medianas. Geralmente, existe um vaso estriado medial dominante, chamado artéria recorrente de Heubner, que geralmente surge do segmento A1 da ACA. Esta artéria penetra na substância perfurada do cérebro e, junto com os outros pequenos perfurantes, fornece as porções anterior e inferior do membro anterior da cápsula interna, as cabeças anterior e inferior do núcleo caudado, o anterior globo pálido e putâmen, o hipotálamo anterior, os bulbos olfatórios e os tratos e o fascículo uncinado. O local mais frequente de aneurisma cerebral é ao nível da artéria comunicante anterior. Na Figura 2-6b e c ilustramos um aneurisma grande na região do complexo comunicante anterior com dois ângulos de visão diferentes. Esses aneurismas são complexos e associam-se frequentemente a variações anatômicas e a artérias perfurantes envolvidas. Muitas vezes, os aneurismas geralmente surgem onde o segmento A1 é hipoplásico, e o segmento A1 dominante origina ambos os segmentos A2. No entanto, às vezes, projetam-se não somente para o lado oposto, mas também anterior, posterior ou inferiormente.

Os ramos da ACA normalmente fornecem os ramos para os polos frontais e ramos distais para as superfícies superiores dos hemisférios cerebrais onde se anastomosam com os ramos da cerebral média em todas as superfícies medianas de ambos os hemisférios cerebrais com exceção do córtex calcarino, córtex sensorial das pernas e pés, do córtex motor suplementar e do lóbulo paracentral.

Outra localização comum de aneurisma cerebral relacionado com as artérias cerebrais anteriores é na artéria cerebral anterior, distal ao nível da origem da calosomarginal na artéria pericalosa (Fig. 2-7). Esses aneurismas também estão frequentemente associados a variações anatômicas das duas artérias pericalosas ao nível da sua bifurcação.

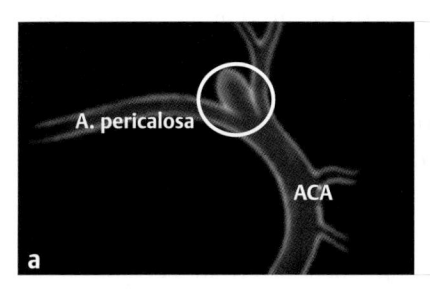

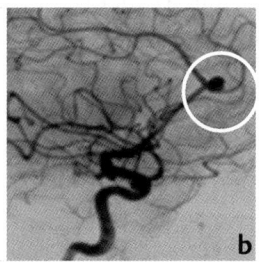

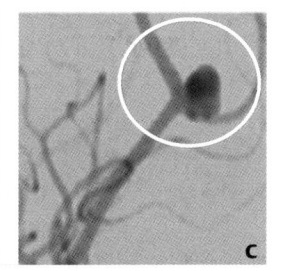

Fig. 2-7. (**a**) Representação esquemática adaptada de Rhoton ilustrando artéria pericalosa e área mais suscetível de aneurisma relacionado. (**b**) Imagem angiográfica obtida durante investigação de aneurismas múltiplos ilustrando aneurisma na localização da artéria pericalosa. (**c**) Amplificação do aneurisma da artéria pericalosa (círculo).

Circulação Posterior

A circulação posterior é constituída a partir das artérias vertebrais que se fusionam formando a artéria basilar e originam dois ramos distais, as chamadas cerebrais posteriores (ACP).

Artérias Vertebrobasilares

Na maioria dos indivíduos, duas artérias vertebrais, uma de cada lado, surgem das artérias subclávias, mas suas origens podem ser mais proximais no arco aórtico, ou podem formar um ramo comum conforme descrevemos já no início desse capítulo. Em seguida, as artérias vertebrais entram nos forames da sexta vértebra cervical ou, muito menos comumente, no quarto, quinto ou sétimo nível vertebral. As artérias vertebrais ascendem pelos forames transversais e saem em C1, onde passam quase 90 graus posteriormente para passar atrás da articulação atlantoaxial antes de penetrar a dura e entrar na cavidade craniana pelo forame magno na base do crânio. A porção da artéria vertebral que acompanha a articulação atlantoaxial é propensa à deformação mecânica, e a rotação excessiva da cabeça pode causar estreitamento arterial e redução do fluxo sanguíneo para a artéria vertebral ipsolateral.

Intracranialmente, as artérias vertebrais são laterais à medula oblongada e, em seguida, possuem curso ventral e medial, onde se unem na junção medulo-pontina para formar a artéria basilar. A artéria basilar finalmente se bifurca na junção pontomesencefálica para formar as artérias cerebrais posteriores (Figura 2-8a). Em alguns indivíduos, as artérias vertebrais direita ou esquerda terminam antes de atingir a artéria basilar, que, consequentemente, é fornecida, proximalmente, por uma única artéria vertebral. As artérias vertebrais geralmente possuem ramos mediais que se tornam caudais e se unem para formar a artéria espinhal anterior, bem como ramos laterais que fornecem a medula dorsolateral e o cerebelo posterior, chamadas de artérias cerebelares inferiores posteriores.

Ao nível do tronco basilar, os aneurismas tendem a se originar em quatro pontos principais: ao nível da origem da artéria cerebral superior, da ACAI, ACPI e bifurcação das artérias vertebrais, esses últimos se associam frequentemente a fenestrações. A incidência de variações anatômicas relacionadas com artérias comunicantes posteriores fetal e hipoplásica é consideravelmente mais comum em pacientes com aneurismas comparado a pacientes sem aneurismas. Os aneurismas vertebrobasilares mais frequentes ocorrem no ápice basilar na bifurcação da artéria basilar e projetam-se para baixo do seu eixo, conforme observado na Figura 2-8a. Um aneurisma do topo da basilar aparece representado na Figura 2-8b. A Figura 2-8c, ilustra um aneurisma localizado na região da ACPI direita obtida durante uma angiografia convencional.

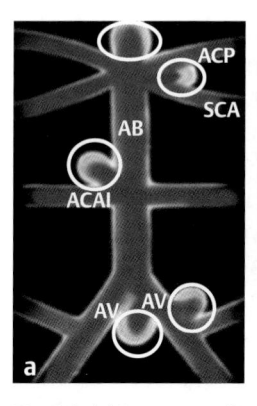

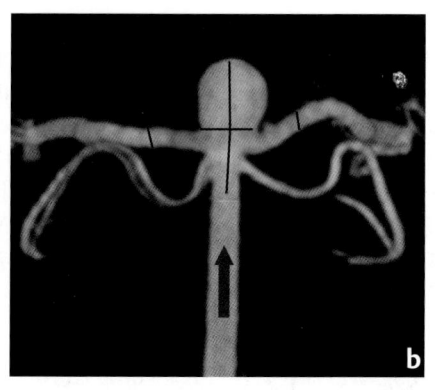

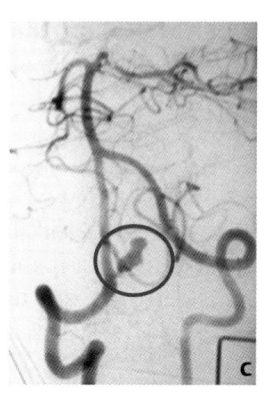

Fig. 2-8. (a) Representação esquemática adaptada de Rhoton da circulação posterior com as diversas localizações de aneurismas (círculos). (b) Imagem tridimensional obtida por angiografia convencional demonstrando um aneurisma do topo da artéria basilar. (c) Imagem angiográfica obtida pela opacificação das artérias vertebrais evidenciando um aneurisma se originando na região da ACPI (círculo).

Artérias Cerebrais Posteriores

O fluxo sanguíneo para ambas ACPs é derivado na maioria das pessoas da artéria basilar e, infrequentemente, da ACI. Às vezes, uma ACI deriva de uma ACP de um lado, e a outra contralateral é originária da artéria basilar. O trajeto das ACPs é dorsal para os três nervos cranianos e atravessam os pedúnculos cerebrais e então ascendem ao longo da borda medial do *tentorium*, onde se ramificam em duas divisões uma anterior e outra posterior. A divisão anterior fornece a superfície inferior do lobo temporal, onde seus ramos terminais formam uma anastomose com ramos da ACM. A divisão posterior fornece o lobo occipital, onde seu terminal se ramifica. Em seu curso mais proximal ao longo da base do cérebro, as APCs dão vários grupos de artérias penetrantes comumente chamadas de artérias coroides talamogeniculadas, talamoperantes e posteriores. O núcleo rubro, a substância negra, as porções medianas dos pedúnculos cerebrais, os núcleos do tálamo, o hipocampo e o hipotálamo posterior recebem sangue desses ramos penetrantes. Aneurismas surgem mais comumente na porção proximal da origem dos ramos maiores da ACP, P1 ou P2. Aneurismas distais aos segmentos P2 são raros e tendem a mimetizar neoplasias nessa região e se manifestam com paralisia completa ou incompleta do nervo oculomotor.

Drenagem Venosa

As veias no cérebro, em contraste com as de muitas outras partes do corpo, não acompanham as artérias, embora para cada artéria cerebral exista uma veia homóloga, e, além disso, elas têm uma tendência de anastomosar entre elas. No exemplo da Figura 2-9a e b, observam-se as veias de Trolard e Labbé e uma série de veias corticais anastomosando-se entre elas e drenando para o sagital *sinus* superior que corre entre os hemisférios cerebrais. Estruturas mais profundas drenam o seio sagital inferior e a grande veia cerebral (de Galeno) que se juntam no seio reto. O seio reto corre ao longo da foice cerebral e o *tentorium* para se juntar ao seio sagital superior e para a tórcula, da qual surgem os dois seios laterais. Cada seio lateral passa lateralmente em direção ao osso petroso para se tornar o seio sigmoide que sai do crânio na veia jugular interna (Fig. 2-9c). As veias da fossa posterior são ilustradas na Figura 2-9d. Cada seio cavernoso que rodeia a artéria carótida ipsolateral se comunica com o contralateral. Ambos drenam os seios petrosos, que drenam para o seio sigmoide (Figs. 2-9e e f).

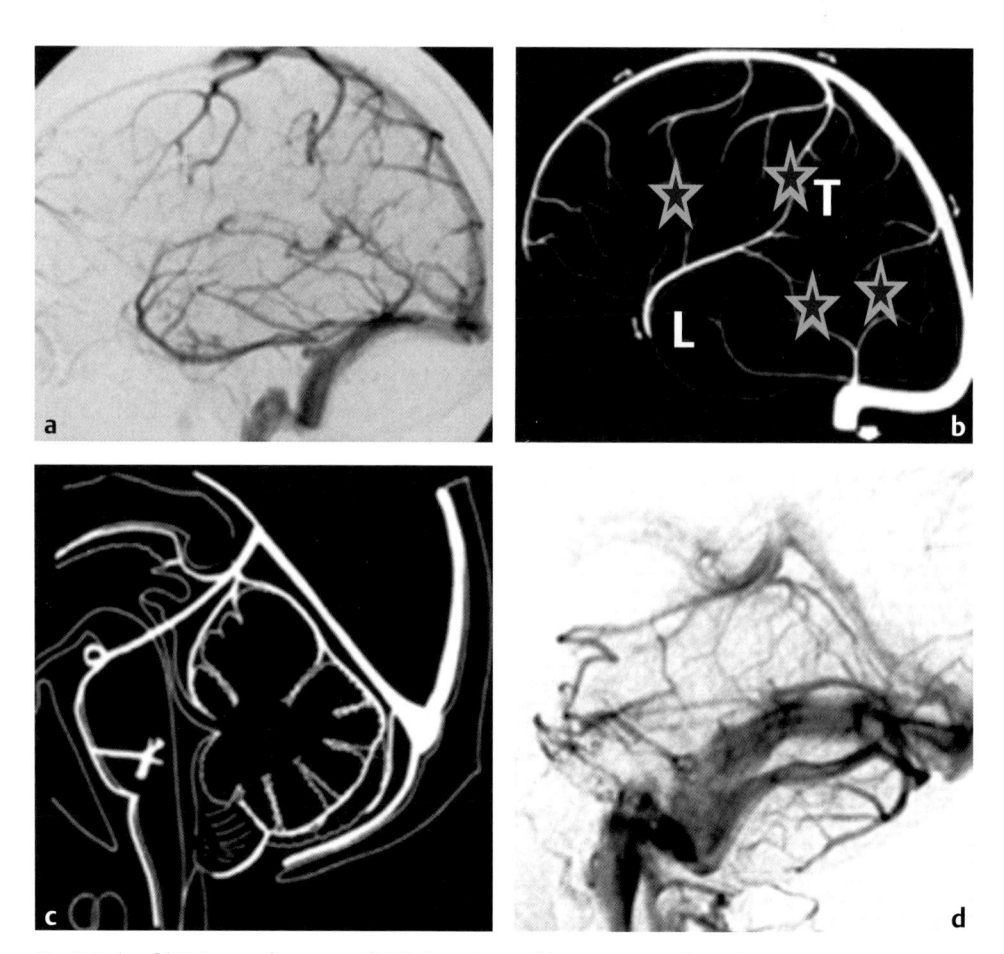

Fig. 2-9. (a e b) Veias cerebrais superficiais (estrelas em **b**) representam áreas de anastomoses; (**c e d**) veias cerebrais da fossa posterior. T, veia de Trollard; L, veia Labbé. (*Continua.*)

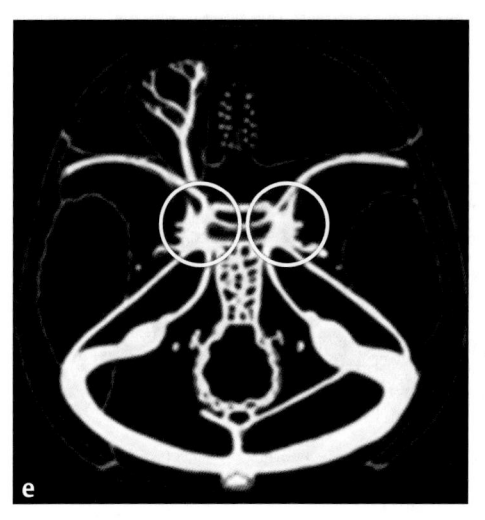

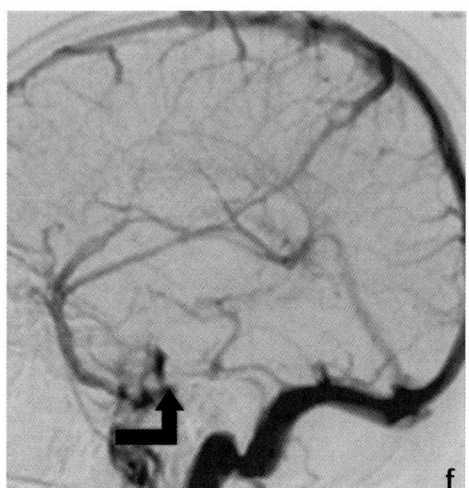

Fig. 2-9. (*Cont.*) (**e** e **f**) Veias cerebrais profundas.

REGULAÇÃO DA HEMODINÂMICA CEREBRAL

Sobre a circulação cerebral, a mesma é estabelecida e garantida por uma organização anatômica e mecanismos fisiológicos particulares. Dentre os principais conceitos e características peculiares da funcionalidade da circulação arterial destacam-se:

1. Consistência.
2. Economia de distribuição.
3. Conveniência de suprimento.
4. Proteção oferecida pela caixa craniana.
5. Sinuosidades, angulações e ramificações de grandes artérias.
6. Diversos sistemas anastomóticos entre os vasos cerebrais.

A Figura 2-10a ilustra a resposta hemodinâmica pela capacidade de preservar a perfusão cerebral no caso de uma lesão cerebral. Normalmente, o organismo humano responde às atividades físicas, à temperatura externa e a outros fatores, ajustando homeostaticamente o seu fluxo sanguíneo para fornecer nutrientes, como oxigênio e glicose, aos tecidos e garantindo o seu funcionamento. A Figura 2-10b demonstra um exemplo de lesão cerebral extensa que, na maioria dos casos, requer uma intervenção urgente para preservar a perfusão cerebral. A área de infarto cerebral foi hachurada em preto, demonstrando a extensão da lesão dentro do hemisfério esquerdo. Particularmente no tecido cerebral, a resposta hemodinâmica permite a entrega rápida de sangue aos tecidos neuronais ativos.

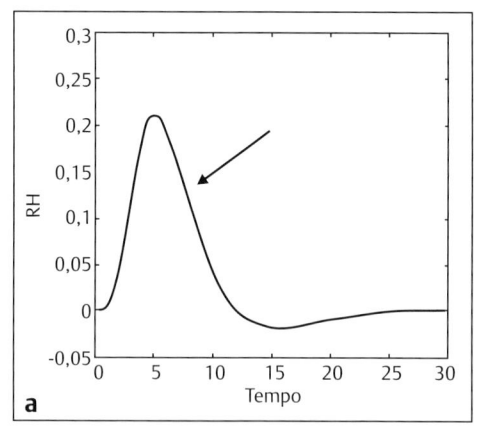

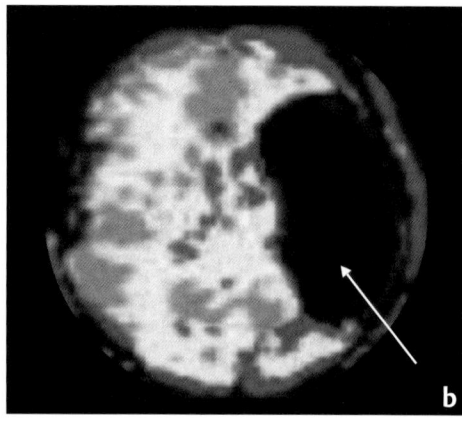

Fig. 2-10. (a) Gráfico mostrando a função de resposta hemodinâmica canônica. O pico (seta) indica um breve período intenso de estimulação neuronal, que exige aumento de sangue e fluxo de nutrientes. À medida que as necessidades da atividade neuronal são atendidas, o fluxo sanguíneo retorna aos níveis homeostáticos. (b) Imagem de perfusão cerebral modificada mostrando uma área de dano cerebral no território da artéria cerebral média esquerda (seta). RH, resposta hemodinâmica.

Sendo que como os processos superiores cerebrais ocorrem quase que constantemente, o fluxo sanguíneo cerebral que é mantido pela circulação cerebral é essencial para a manutenção de neurônios, astrócitos e outras células do cérebro.

No que se refere à circulação arterial principalmente, existem significativas diferenças na configuração da estrutura vascular cerebral dos humanos quando comparado entre si. Provavelmente, isto é resultado de um complexo processo com influência genética. Inicia com o embrião na vasculogênese e continua na angiogênese. Nos seres humanos, as artérias cerebrais diferem consideravelmente das sistêmicas, pois têm ausência da lâmina elástica externa; uma túnica média com menos tecido fibroelástico, porém, tem uma desenvolvida lâmina interna elástica. A sua camada de músculo liso é geralmente reduzida ou desorganizada nas áreas de bifurcações vasculares. A formação e persistência do segmento vascular implicam na manutenção biológica que inclui ajustes e remodelamento de seus componentes. É possível que a anatomia funcional de formação dos aneurismas esteja diretamente ligada a esse processo de remodelamento vascular.

GÊNESE E HEMODINÂMICA ANEURISMÁTICA

No consenso atual, a formação ou história natural (gênese) dos aneurismas cerebrais seria de origem multifatorial, mas, no entanto, não existe nenhuma teoria completamente estabelecida. Na Figura 2-11 ilustra-se o suposto complexo processo evolutivo do aneurisma, não apenas os fatores funcionais supostamente existiriam, mas outros fatores biológicos envolvidos, fundamentalmente levando ao remodelamento destrutivo da parede arterial causam essas

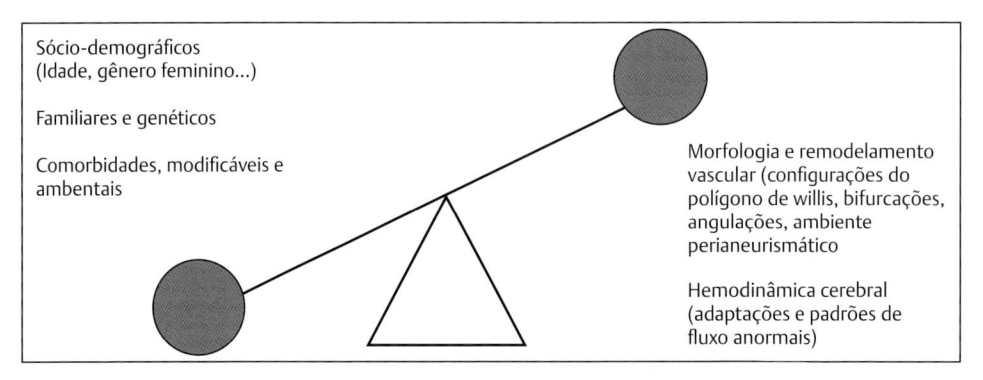

Fig. 2-11. Interação de fatores funcionais/organizacionais e biológicos na gênese aneurismática.

alterações hemodinâmicas. Entre esses fatores biológicos potencialmente envolvidos (hormonais, sistêmicos, familiares, genéticos e outros modificáveis e ambientais) com os funcionais, entre eles, a própria morfologia e a geometria vascular, bem como as forças hemodinâmicas e/ou estado de hipervelocidade em conjunto com os endógenos inerentes à parede vascular, existiria uma interação complexa.

A fragilidade e a vulnerabilidade seriam possíveis cofatores envolvidos nesse processo. Esses fatores possivelmente atuariam em conjunto desde a iniciação, o crescimento, a ruptura, bem como sobre os processos inflamatórios e degenerativos envolvidos com os aneurismas cerebrais, e inclusive durante a recanalização dos aneurismas cerebrais que têm altas taxas. Além disso não foi completamente compreendida a interação das forças mecânicas da parede vascular (remodelamento vascular) com a hemodinâmica cerebral. Possivelmente existiria uma deformação plástica estrutural com um abaulamento permanente e subsequente ruptura pelo efeito de uma pressão interna oscilatória e fadiga estrutural.

Uma das questões ainda mais intrigantes é saber porque os aneurismas geralmente permanecem silenciosos até que incidentalmente sejam detectados ou no rastreio de doenças neurológicas ou por ocasião de uma expansão em seu tamanho, ou ainda, decorrente de uma ruptura. Durante esse estágio de formação, ainda quando pequenos os aneurismas podem romper ou continuar crescendo. Por isso, a monitorização da sua morfologia, seu tamanho e o controle dos fatores de risco parecem ser cruciais na prevenção da sua ruptura. Uma vez que o aneurisma se forme, as mesmas forças hemodinâmicas causariam, muitas vezes, a expansão do saco aneurismático, bem como a geometria vascular e a continuidade do processo degenerativo na parede vascular levariam à ruptura aneurismática, que poderia ser a primeira manifestação do aneurisma, que é muitas vezes catastrófica. No entanto, o mecanismo exato mantém muitas incógnitas como já descrevemos. A interação de todos esses fatores geraria forças hemodinâmicas persistentes, que, em conjunto com a remodelação da parede vascular envolvendo pelo menos quatro processos celulares (crescimento celular, apoptose e migração, com a produção ou degradação da matriz extracelular), resultaria, em interações dinâmicas entre os fatores de crescimento gerados localmente, substâncias vasoativas e esses fenômenos hemodinâmicos.

Fatores Funcionais

As evidências demonstram que existiriam diversos fatores precipitantes ou chamadas forças hemodinâmicas responsáveis pelas modificações na morfologia vascular e consequentemente estimulariam mudanças na angioarquitetura local e regional ou hemodinâmica cerebral. Teoricamente fatores que atuariam no remodelamento vascular e suas forças hemodinâmicas seriam responsáveis por modificações na morfologia vascular e, consequentemente, estimulariam mudanças na angioarquitetura local e regional, com formação de aneurismas relacionados com o fluxo e possível desenvolvimento de circulação colateral cerebral. O chamado estresse hemodinâmico parece incitar mudanças murais e resultaria na angiogênese focal, regional e alterações hipertróficas, desencadeando a constrição do lúmen arterial ou ajustes na morfologia da parede vascular diretamente relacionado com o remodelamento vascular.

Na Figura 2-12 ilustra-se um aneurisma que sofreu recanalização ou recorrência após 6 meses de sua obliteração com micromolas. Observe as imagens obtidas durante a realização de uma angiografia de controle. O asterisco representa a porção previamente obliterada que foi rechaçada pela porção recanalizada circulante. A recorrência/recanalização é frequentemente associada à compactação das micromolas pós-embolização (ocorre mais comumente entre 6 a 12 meses) com aparecimento de um colo residual. Observe as micromolas impactadas no

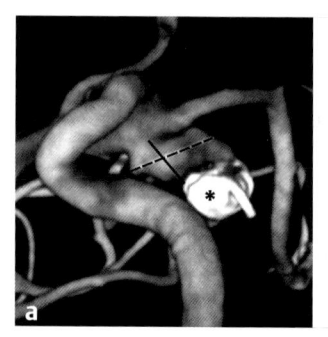

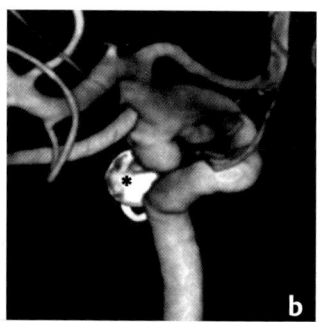

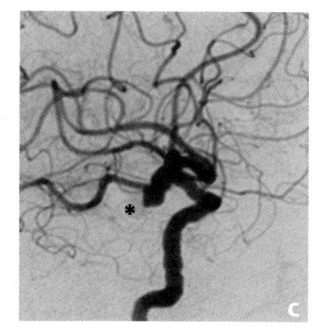

Fig. 2-12. (a e b) Imagens tridimensionais obtidas após opacificação da artéria carótida por angiografia convencional mostrando porção proximal do aneurisma recanalizado em posição comunicante posterior medindo 5 mm de diâmetro (linha tracejada) de colo e 3,5 mm de colo-dome (linha contínua). **(c)** Imagem bidimensional ilustrando o mesmo aneurisma em posição comunicante posterior opacificado por angiografia convencional. Fonte: Arquivo da autora, 2011.

fundo e o ressurgimento do aneurisma. Além da baixa impactação das micromolas, outros fatores de risco relacionados que parecem contribuir para uma taxa aumentada de recorrência, são: o estado de ruptura, o tamanho do aneurisma, a presença de um colo largo, o início de um trombo intraluminal ou a obliteração incompleta no momento do tratamento inicial.

Dentre outros fatores relacionados com a hemodinâmica cerebral enfatizam-se: 1) fatores relacionados com os padrões de fluxo anormais e 2) as configurações assimétricas do polígono de Willis. Na Figura 2-13, demonstram-se as configurações mais comuns de assimetria relacionada com o polígono de Willis. As primeiras evidências demonstrando que as variações anatômicas observadas no círculo arterial cerebral e os vasos do polígono de Willis relacionados possivelmente desempenhavam um papel na gênese de aneurismas cerebrais foram descritas por Padget. Posteriormente há várias evidências comparando uma diversidade de anormalidades embriológicas ao aumento da frequência de aneurismas cerebrais.

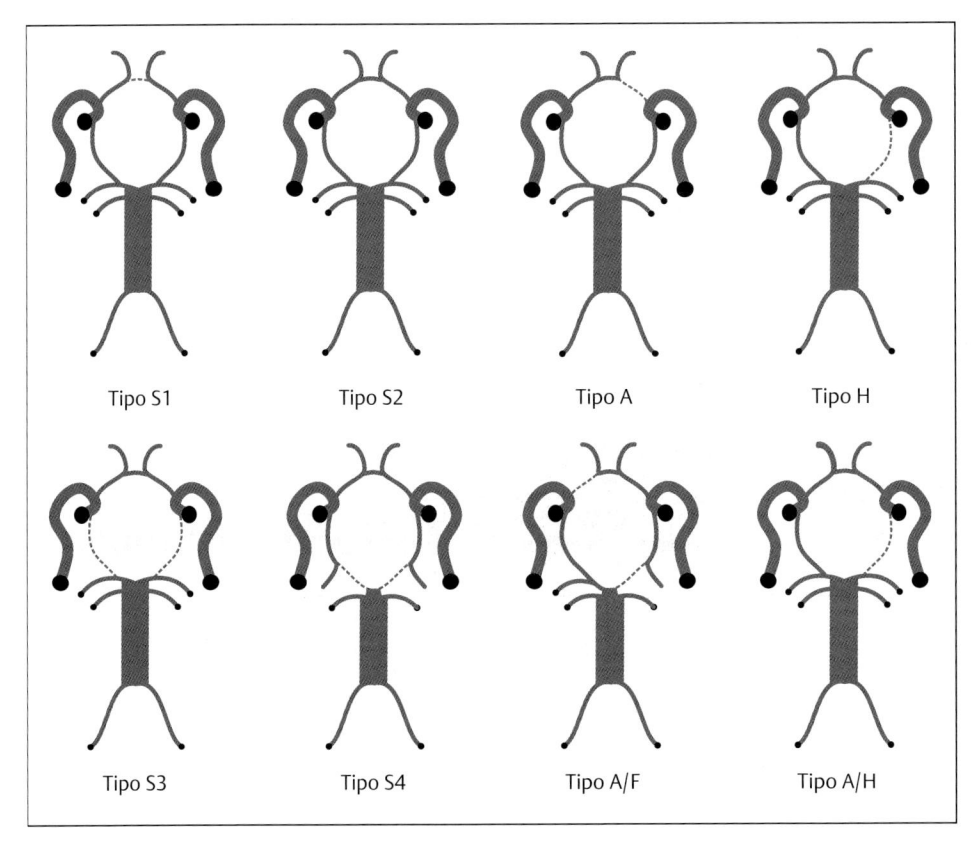

Fig. 2-13. Representação esquemática mostrando tipos mais comuns de polígono de Willis. Simétricos (S1 a S4) e assimétricos (A, H, A/F, A/H).

Presume-se que um círculo assimétrico de Willis, que seja congênito ou adquirido, é um fator de risco para o desenvolvimento de aneurismas cerebrais, que produziriam alterações degenerativas que levaria a alterações no fluxo hemodinâmico. Além disso, com base nas teorias da vasculogênese, as artérias cerebrais estariam em um constante processo de adaptação com mudanças na forma e no tamanho, conforme as necessidades nutricionais. E existiriam grupos anastomóticos que poderiam entrar em ação para reestabelecer uma circulação interrompida em casos especiais. Literalmente, os territórios destes dois sistemas superpõem-se parcialmente, pois a circulação da região craniana depende da carótida externa (sistema), desde a superfície até o nível da dura-máter e nesses territórios distribuem-se também vasos do sistema carotídeo, como artéria meníngea anterior, a supraorbitária e a frontal, ramos da oftálmica e da artéria comunicante posterior. No exemplo da Figura 2-14, uma assimetria bilateral de polígono de Willis é ilustrada nas diferentes incidências da angiografia cerebral convencional. A artéria comunicante posterior direita do tipo fetal é bem visível na incidência de perfil, enquanto a contralateral é do tipo hipoplásica (Fig. 2-14b, d e e). Um exemplo de hipoplasia do segmento A1 direito também é demonstrado (Fig. 2-14c).

Os estudos experimentais com medidas do fluxo aneurismático têm evidenciado que o ponto de origem de um aneurisma cerebral sacular é distal em relação à bifurcação onde os gradientes seriam mais elevados. Estudos anatômicos e clínicos têm mostrado que os aneurismas saculares tendem a crescer perto de bifurcações, onde a artéria faz um ângulo reto entre a artéria principal

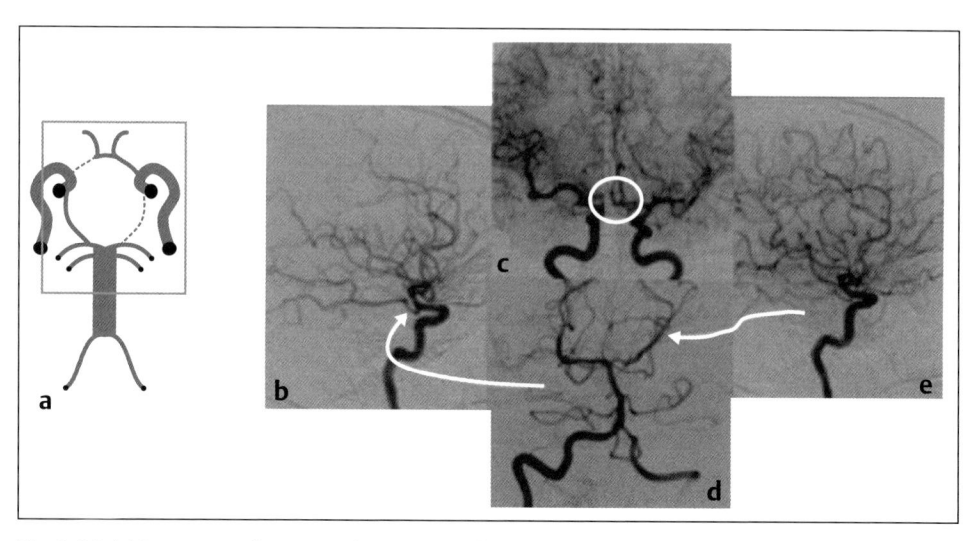

Fig. 2-14. (a) Representação esquemática mostrando polígonos de Willis assimétrico tipo A/H.
(b) Imagem angiográfica obtida pela opacificação da artéria carótida direita. (c) Imagem obtida pela opacificação das duas carótidas. (d) Imagem obtida pela opacificação da artéria vertebral direita.
(e) Imagem obtida pela opacificação da artéria carótida esquerda.

e suas ramificações. Rhoton por meio de seus estudos em necrópsias microcirúrgicas dizia que os aneurismas saculares estão entre os mais frequentes, com as estimativas variando entre 66-98% dos aneurismas cerebrais. Não existem evidências suficientes, mas um aumento na força de fricção sobre o endotélio da parede do sangue parece relacionado com o aparecimento desses aneurismas. Outros fatores envolvidos seriam o ângulo dos vasos, a morfologia multilobulada dos aneurismas, certas localizações dentro do polígono de Willis, o ambiente perianeurismático como, por exemplo, o contato ósseo com o vaso.

A morfologia vascular, principalmente a das bifurcações vasculares, sofreria o estresse hemodinâmico com significativas alterações nos parâmetros hemodinâmicos como a força de cisalhamento. Portanto, é provável que o estresse hemodinâmico e o fluxo sanguíneo turbulento associados aos padrões de fluxo hiperdinâmico poderiam causar um desgaste excessivo e vibrações, resultando em fadiga estrutural, ruptura da lâmina elástica interna e, por conseguinte, a formação de aneurisma cerebral. Pacientes com padrões de fluxo hiperdinâmicos, como resultado de condições de alto fluxo anormais ou outras vias colaterais, estão, portanto, predispostos a alterações degenerativas aceleradas na parede do vaso e consequente crescimento de um aneurisma.

Em resumo, o calibre e a estrutura histológica das paredes arteriais são reguladas pelo fluxo de sangue, particularmente pela força de cisalhamento. Na presença de células endoteliais e células do músculo liso, um aumento crônico da força de cisalhamento, decorrente do aumento do fluxo sanguíneo arterial, provocaria uma resposta adaptativa da histologia da parede arterial, conduzindo a um alargamento e uma redução da força de cisalhamento para valores da linha de bases fisiológicas. No entanto, se a força de cisalhamento for aumentada focalmente, pode potencialmente causar um aumento focal de danos e para a parede arterial, denominado remodelamento destrutivo, que é induzido pela produção excessiva de moléculas, como óxido nítrico.

Anormalidades na força de cisalhamento ou no seu gradiente parecem também estar envolvidas na história natural dos aneurismas cerebrais, sendo um processo dinâmico em conjunto com a degeneração e inflamação da parede vascular e, têm sido bastante estudadas em associação aos recentes *stents* modificadores de fluxo usados para o tratamento dos aneurismas cerebrais. Um aumento na velocidade do fluxo microvascular produz aumento da tensão de cisalhamento, quando a viscosidade e diâmetro são constantes. O aumento da tensão de cisalhamento estimula a liberação de fatores que causem dilatação endotélio-dependente, aumentando assim o diâmetro e diminuindo a tensão de cisalhamento. Inibição de dilatadores dependentes do endotélio, portanto, prejudicaria a regulação da tensão de cisalhamento e levaria a níveis mais elevados de cisalhamento intravascular durante aumentos no fluxo sanguíneo, ou seja, tensão de cisalhamento não seria regulada pelo seu valor de linha-base. Esta variação morfológica das camadas do endotélio vascular resulta em diferentes níveis de produção de substâncias vasoativas, como o óxido nítrico.

Certamente isto é relevante, mas não seria suficiente para explicar a história natural dos aneurismas cerebrais. Sugere-se que fatores relacionados com a angioarquitetura dos aneurismas (tamanho, morfologia, localização, fator etiológico) e outros relacionados com a funcionabilidade da hemodinâmica cerebral interagiriam em conjunto e seriam implicados não somente na iniciação, mas também em todo o processo de desenvolvimento, ruptura, inflamação, degeneração e recorrência ou recanalização dos aneurismas cerebrais. Outra questão, ainda a saber, seriam os mesmos mecanismos precipitantes que causariam aneurismas cerebrais nas circulações anterior e posterior; isto possivelmente seria diferente.

Fatores Biológicos

O sexo feminino e a idade são um dos mais conhecidos fatores predisponentes dos aneurismas cerebrais. Na mulher, é bem frequente o aparecimento de aneurismas cerebrais múltiplos ou em espelho quando ocorrem bilateralmente; as estatísticas variam entre 54 a 61% dos aneurismas cerebrais, em geral. O risco aumenta significativamente com aneurismas múltiplos e em certas localizações, como o sifão carotídeo, que afetou até 90% de mulheres conforme (séries) publicadas com base em estudos no centro de referência em Paris, França.

Outra evidência é que o sexo feminino tem um risco significativo maior de ruptura aneurismática sendo cinco vezes maior do que em homens. Estudos experimentais têm evidenciado que as mulheres têm um efeito protetor na pré-menopausa. A deficiência de estrogênio na menopausa provoca uma redução no teor de colágeno de tecidos. Essa perda de massa de colágeno pode contribuir para o desenvolvimento do aneurisma em mulheres pós-menopáusicas, análoga à situação em pacientes com doenças do tecido conectivo onde a frequência de aneurismas intracranianos é mais elevada do que na população normal. Essa influência hormonal também tem-se observado nos acidentes vasculares isquêmicos e na doença coronariana. Estudos caso-controle verificaram que mulheres na pré-menopausa sem história de tabagismo ou hipertensão estavam em risco reduzido de hemorragia subaracnoide em comparação às da mesma idade pós-menopausa. Os hormônios sexuais agem na reatividade da vasculatura cerebral. In vivo, testosterona e estrogênio parecem ter efeitos opostos na reatividade vascular, e o estrogênio tende a causar efeito de vasodilatação contrapondo a vasoconstrição. Outros estudos mostraram que as artérias femininas são menos constritas por causa do efeito que o estrogênio tem sobre o óxido nítrico no endotélio. Outras hipóteses seriam que os diâmetros arteriais seriam menores em mulheres, com exceção do diâmetro da artéria comunicante posterior.

Fatores Genéticos, Hereditários e Outros

Dentro da compreensão atual da herança genética dos aneurismas cerebrais, os estudos de metanálise têm importante papel. Estudos recentes identificaram mais de 19 polimorfismos de nucleotídeo único associado aos aneurismas cerebrais. Os polimorfismos de nucleotídeo único foram encontrados dentro do cromossomo 9 e dentro do inibidor da quinase do gene inibidor 2B dependente da ciclina; no cromossomo 8, perto do gene regulador de transcrição, e no cromossomo 4, perto do receptor da endotelina, confirmando uma contribuição genética substancial para os aneurismas cerebrais esporádicos, implicando múltiplas vias fisiopatológicas, principalmente em matéria de manutenção vascular endotelial. No entanto, estudos de replicação em larga escala em um espectro completo de populações, com investigação de como as variantes genéticas relacionadas com fenótipo, por exemplo, o tamanho do aneurisma, a localização e a ocorrência de ruptura, seriam necessários.

A história familiar parece ser um preditor forte para o desenvolvimento dos aneurismas cerebrais. Agrupamentos familiares acometidos por aneurismas cerebrais têm sido observados e sugere-se uma herança genética. No entanto, um teste genético ainda não está disponível para avaliar o risco dentro de uma família. Os estudos usando análise de ligação, associação do genoma e sequenciação encontraram vários possíveis *loci* e genes associados ao início da doença, mas não implicaram de forma conclusiva um único gene. Existe também uma maior predisposição aos aneurismas cerebrais entre os familiares de pacientes com aneurisma. Estudos populacionais mostram que uma prevalência de aneurismas em pacientes com familiares de primeiro grau tende a ser 9% maior que na população em geral. Outros estudos mostraram que a história familiar de hemorragia subaracnoide e de aneurismas aumentou pelo menos em três vezes o risco de aneurismas em familiares. Os aneurismas familiares têm sido associados a vários *loci* cromossômicos e tendem a romper-se com tamanho menor e em pacientes mais jovens do que os aneurismas esporádicos. Irmãos muitas vezes experimentam ruptura na mesma década de vida.

Outras doenças com suscetibilidade genética, como a síndrome de Moya-Moya, e doenças de ordem hereditária, como a doença renal policística, síndrome de Ehler-Danlos, síndrome de Marfan, deficiência de alfa-1-antitripsina, neurofibromatose, lúpus eritematoso, artrite de Takayasu, arterite de células gigantes, estão relacionadas com aneurismas cerebrais. Contudo, embora pareça que exista alguma síndrome genética envolvida, ainda não tem sido associado com nenhuma forma de transmissão hereditária em particular. O modo de herança é variável, com transmissão autossômica dominante, recessiva e multifatorial evidente em famílias diferentes. Certamente, mais estudos são necessários a esse nível. Ainda está incerto, se seria ligado a uma influência genética ou populacional. Existem poucos estudos populacionais a esse respeito, os estudos descritos na literatura foram realizados basicamente na Escandinávia e parecem que os aneurismas não têm uma influência genética ainda bem conhecida.

Fatores Ambientais e Modificáveis

Os fatores ambientais que se destacam são: a hipertensão arterial sistêmica, o tabagismo, o uso de drogas como cocaína, os fatores nutricionais e emocionais. A maioria desses fatores modificáveis se sobrepõe com os associados à ruptura e presença de hemorragia subaracnoide.

Quanto ao tabagismo, existe um risco maior do desenvolvimento de aneurismas, mas também de ruptura que aumenta consideravelmente com o sexo, sendo três vezes maiores em homens e cinco vezes maiores em mulheres, principalmente entre os fumantes de cigarro, e aumenta com o número de cigarros fumados. Além disso, existiria um efeito aditivo entre hipertensão e tabagismo, onde aqueles hipertensos fumantes tiveram um risco quase quinze vezes maior em comparação a não tabagistas normotensos.

O mecanismo pelo qual o tabagismo predispõe à formação de aneurisma pode estar relacionado com a baixa da antitripsina alfa-1, um inibidor de proteases importantes, como a elastase. O suporte para esta hipótese deriva de estudos sugerindo que os pacientes com deficiência de alfa-1-antitripsina estão em maior risco de formação de aneurisma.

A ingesta moderada a elevada de álcool aumenta o risco de hipertensão arterial e, consequentemente, aumenta o risco de formação de aneurismas cerebrais. Por outro lado, quanto ao uso de drogas ilícitas e álcool, existe uma prevalência maior entre homens jovens (menor de 45 anos). Embora o uso de drogas e álcool seja mais prevalente entre os homens, estudos recentes demonstram que o uso de álcool entre as mulheres tem-se aproximado dos homens. Dentre os fatores nutricionais: o controle da hipercolesterolemia (terapia com estatinas), o exercício físico regular e a prática da sesta parecem diminuir o risco de formação de aneurisma. Os fatores emocionais, embora estejam ligados com a ruptura, ainda não estão claros se relacionados com fatores de risco que atuariam cronicamente na formação dos aneurismas.

MORFOLOGIA ANEURISMÁTICA

Estrutura Funcional

Histologicamente os aneurismas cerebrais são evidenciados pela parede vascular particularmente ao nível do endotélio vascular. Do ponto de vista morfológico, aneurismas cerebrais são lesões dotadas de uma parede fina composta de túnica, como íntima, adventícia, camadas chamadas de lâmina elástica interna e parede túnica média são mal representadas ou ausentes, que normalmente terminam ao nível do orifício que conecta o saco com a luz chamada "colo" proximal. A estrutura clássica de um aneurisma cerebral é representada na Figura 2-15a e b que corresponde à configuração de um saco aneurismático. Observe, na Figura 2-15a e b, a seta grande vertical que representa a dimensão conhecida como razão fundo do colo ou dome-colo, que é considerada a principal medida que caracteriza a geometria aneurismática. Aneurismas com colo medindo 4 mm, ou um colo medindo pelo menos duas vezes mais que o dome ou chamada de proporção dome-colo > 2 são considerados largos ou de morfologia complexa, conforme ilustrado na Figura 2-15c. O estudo deste parâmetro tem sido correlacionado com importantes implicações na terapêutica, risco de recorrência e avaliação de resultados. Outras medidas incluem as medidas transversais do dome (Fig. 2-15d)

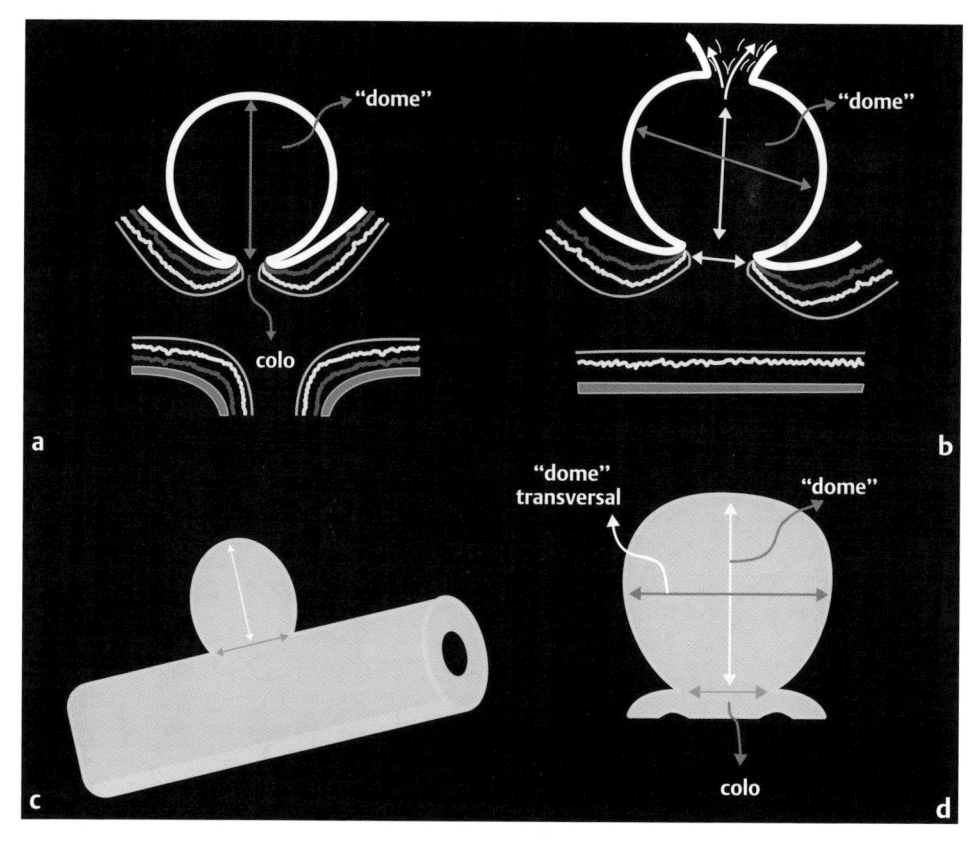

Fig. 2-15. (**a** e **b**) Representação esquemática da parede aneurismática e das dimensões do aneurisma (a seta vertical representa a distância colo-dome e a seta horizontal a dimensão transversal do colo).
(**c**) Representação esquemática do aneurisma ilustrando a diferenciação morfológica de aneurismas com colo largo. (**d**) Representação esquemática do aneurisma ilustrando a diferenciação morfológica de um aneurisma cerebral. Fonte: Arquivo da autora, 2015. Aneurismas com diferentes dimensões.

Classificação Morfológica

Os aneurismas cerebrais caracterizam-se por se apresentar como uma dilatação circunscrita que acomete mais frequentemente os segmentos arteriais do círculo arterial cerebral e raramente o sistema venoso. Diversas classificações fundamentadas na morfologia dos aneurismas cerebrais têm sido descritas na literatura com base no **tamanho, forma e possíveis condições etiológicas envolvidas**; e na sua **localização** dentro da circulação cerebral. Segundo a localização, estatísticas fundamentadas em necrópsias e estudos clínicos populacionais até o presente, estimam que um total de 80-85% dos aneurismas cerebrais estão na circulação anterior arterial (artéria carótida, comunicante anterior e/ou posterior, ramos da artéria cerebral anterior e artéria cerebral média). O restante dos aneurismas (15%) está localizado na circulação arterial posterior. Sendo os locais mais comuns o ápice basilar e a junção vertebrobasilar, ou na origem da artéria cerebelar superior ou artéria cerebelar posteroinferior.

Quanto ao tamanho (Fig. 2-16) convencionalmente classificamos em cinco categorias: entre 2 a 3 mm, minúsculos; de 3 a 6 mm, pequenos; de 7 a 12 mm, médios; 13 a 25 mm, grandes, e gigantes quando acima de 25 mm. Os aneurismas menores de 2 mm são considerados microaneurismas. No Quadro 2-1, descrevem-se as lesões aneurismáticas mais comuns subdivididas em duas categorias com base na forma aneurismática e possíveis condições etiológicas envolvidas: saculares (incluem os aneurismas clássicos e os de Charcot) e não saculares (complexos e outros).

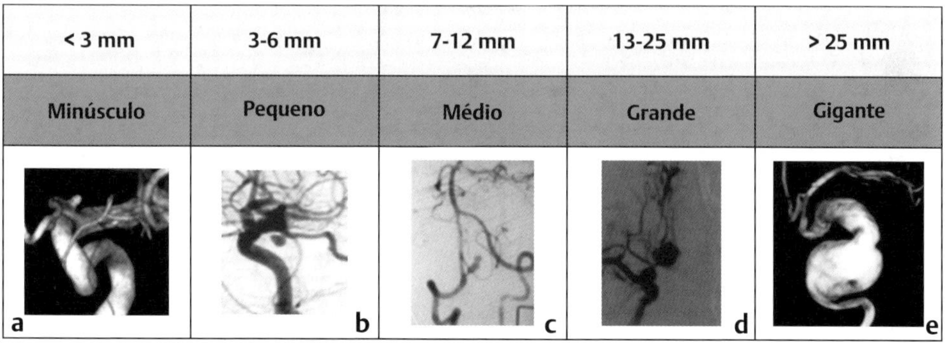

< 3 mm	3-6 mm	7-12 mm	13-25 mm	> 25 mm
Minúsculo	Pequeno	Médio	Grande	Gigante
a	b	c	d	e

Fig. 2-16. Aneurismas com diferentes dimensões. (**a**) Imagem tridimensional obtida durante uma angiografia convencional que ilustra um aneurisma minúsculo na origem da artéria oftálmica.
(**b**) Imagem angiográfica 2D ilustrando um pequeno aneurisma da carótida interna na origem da artéria comunicante posterior. (**c**) Imagem angiográfica obtida durante investigação ilustrando aneurisma da ACPI. (**d**) Imagem angiográfica convencional ilustrando um aneurisma de tamanho grande na região do complexo da artéria comunicante anterior. (**e**) Imagem tridimensional obtida durante angiografia convencional ilustrando um aneurisma dissecante da artéria carótida esquerda.

Quadro 2-1. Polimorfismos Genéticos Associados a Aneurismas Cerebrais

Loci /GEN	Polimorfismo	Modelo	Nº. de estudos	Casos	Controles	OR (95% CI)	Ph., (P)	Mecanismo
Loci Genético								
9p21.3	C>T (rs1333040)	Aditivo	12	11,949	29,014	1,24 (1,2-1,29)	5,40 × 10⁻" (80%)	Endotélio Vascular
9p21	A>G (rs10757278)	Aditivo	7	3,394	17,075	1,29 (1,21-1,38)	0,84 (0%)	Endotélio Vascular
8qll	A>G (rs9298506)	Aditivo	8	9,246	26,331	1,21 (1,15-1,27)	1,90 × 10-07 (84%)	Endotélio Vascular
8qll	A>G (rs10958409)	Aditivo	8	9,873	27,029	1,20 (1,15-1,26)	6,87 × 10⁻" (76%)	Endotélio Vascular
4q31.23	A>G (rs6841581)	Aditivo	6	4,370	14,181	1,22 (1,14-1,31)	0,39 (4%)	Endotélio Vascular
9p21.3	C>G (rs2891168)	Aditivo	2	2,076	1,985	1,32 (1,21-1,44)	0,98 (0%)	Endotélio Vascular
2q33	G>A (rs1429412)	Aditivo	4	2,675	7,632	1,20 (1,12-1,30)	0,30 (18%)	Desconhecido
2q33	G>A (rs700651)	Aditivo	6	4,283	13,236	1,11 (1,06-1,18)	1,17 × 10⁻" (66%)	Desconhecido
7q13	G>T (rs4628172)	Aditivo	2	2,443	6,376	1,11 (1,03-1,19)	4,71 × 10⁻" (87%)	Desconhecido
12q22	G>A (rs6538595)	Aditivo	6	4,370	14,181	1,16 (1,10-1,23)	0,98 (0%)	Desconhecido
20p12.1	G>A (rs1132274)	Aditivo	5	4,370	14,181	1,19 (1,11-1,28)	0,52 (0%)	Desconhecido
GEN								
SERPINA3	A>G (rs4934)	Dominante	3	892	1,029	2,22 (1,68-2,94)	< 0,00001 (97%)	Matriz extracelular
		Recessivo				0,80 (0,49-1,31)	0,04 (69%)	
		Aditivo				1,27 (1,07-1,50)	< 0,00001 (94%)	
COL1A2	GC (rs42524)	Dominante	3	812	806	1,77 (1,14-2,75)	0,09 (58%)	Matriz extracelular
		Recessivo				1,14 (0,16-7,94)	0,31 (4%)	
		Aditivo				1,69 (1,11-2,57)	0,06 (64%)	

Quadro 2-1. Polimorfismos Genéticos Associados a Aneurismas Cerebrais

Gene	Polimorfismo	Modelo					
COL3A1	G>A (rs1800255)	Dominante	2	546	2.235	1,55 (1,21-2,00)	0,25 (23%)	Matriz extracelular
		Recessivo				1,31 (0,72-2,38)	0,70 (0%)	
		Aditivo				1,40 (1,14-1,72)	0,26 (21%)	
HSPG2	A>G (rs3767137)	Aditivo	2	1.316	1.742	1,22 (1,08-1,39)	0,122 (58%)	Matriz extracelular
Versicano (CSPG2)	C>T (rs251124)	Aditivo	3	1.489	1.687	1,25 (1,1-1,41)	0,201 (38%)	Matriz extracelular
Versicano ICSPG2)	A>G (rsl73686)	Aditivo	2	857	879	1,23 (1,05-1,43)	0,013 (84%)	Matriz extracelular
ACE	I/D	Dominante	5	767	1.172	0,82 (0,61-1,12)	0,002 (76%)	Endotélio Vascular
		Recessivo				1,39 (1,05-1,84)	0,01 (69%)	
		Aditivo				1,23 (1,07-1,40)	0,47 (0%)	

Dependendo do subtipo morfológico conforme se descreve no Quadro 2-2, existiria um processo patológico diferente. Genericamente, as lesões aneurismáticas são classificadas como:

Quadro 2-2. Classificação Morfopatológica das Lesões Aneurismáticas

Saculares	Não saculares/Complexos	Outras
• Grandes vasos • Pequenos vasos (Charcot Bouchard)	• Pseudoaneurismas • Dissecantes • *Blood blister*	• Lesão infundibular • *Blebs* • Venosos • Fluxo • Mistos • Lesão pré-aneurismática

- *Saculares:* incluem os aneurismas clássicos com forma sacular nas áreas de bifurcação vascular do polígono de Willis, conforme ilustramos na Figura 2-17a e c, e microaneurismas (com dimensões menores que 2 mm, conhecidos como aneurismas de Charcot Bouchard, relacionados com a hipertensão e que aparecem em vasos perfurantes dos gânglios da base). Na Figura 2-17b ilustramos novamente os locais mais comuns de aparecimento de aneurismas cerebrais, conforme Rhoton. As áreas de bifurcações das artérias cerebrais aparentam ser mais vulneráveis e mais suscetíveis a danos com mudanças na pressão, força de cisalhamento e outras forças hemodinâmicas. Portanto, sofreriam um processo de remodelamento vascular como um resultado de processos inflamatórios, infecções, processos degenerativos, e mesmo causado pelo envelhecimento. Sugere-se que estresse hemodinâmico ocorreria mais ao nível das bifurcações,

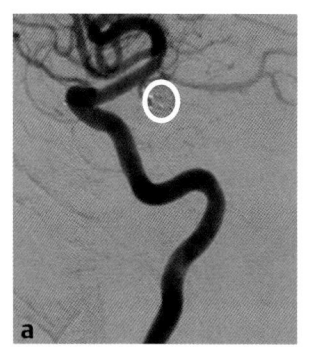

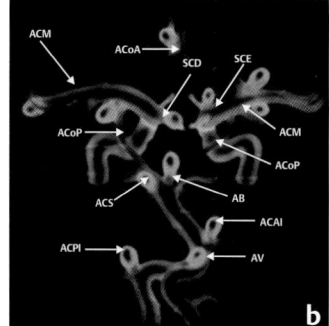

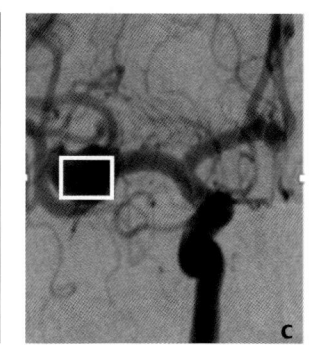

Fig. 2-17. (a) Aneurismas em bifurcações, da esquerda para direita, micromolas no interior do aneurisma da artéria comunicante posterior embolizado, visualizado pela angiografia 2D com círculo indicando a artéria comunicante posterior. (b) As localizações mais comuns de aneurismas cerebrais. (c) O quadrado indica um aneurisma da artéria cerebral média opacificado pela angiografia cerebral 2D. Fonte: Arquivo da autora, 2015.

curvas e próximo do ângulo dos vasos. Na Figura 2-17a exemplifica-se um aneurisma localizado na artéria carótida na origem na artéria comunicante posterior que foi completamente obliterado e excluído da circulação com micromolas. Na Figura 2-17c, um aneurisma da bifurcação da ACM recentemente diagnosticado.

- *Não saculares-complexos:* o restante surge em locais que não possuem ramificação ao longo dos vasos principais, incluindo os infecciosos, dissecantes ou pseudoaneurismas, *blood blister, de novo.* Existe outra categoria que inclui lesões peculiares relacionadas com aneurismas (lesão pré-aneurismástica, lesão infundibular, aneurismas dentro da circulação venosa.)

- *Fusiformes ou dissecantes:* são comumente originados de uma dissecção que corresponde a uma dilaceração pela íntima e lâmina elástica interna com subsequente formação do aneurisma. Podem ocorrer em qualquer ponto da circulação cerebral, são comumente vistos na região do sifão carotídeo na porção cavernosa e no sistema vertebrobasilar. Os aneurismas fusiformes tendem a serem dilatados, tortuosos ou dolicoectásicos. Caracterizam-se por não possuir um colo definido, com envolvimento circunferencial de toda artéria e frequentemente trombosados. A Figura 2-18a evidencia um aneurisma gigante localizado na porção cavernosa da artéria carótida interna em angiografia com reconstrução tridimensional realizada em planejamento pré-operatório para colocação de *stent flow diverter*. Enquanto na Figura 2-18b, observa-se um aneurisma dissecante de um dos ramos da ACM.

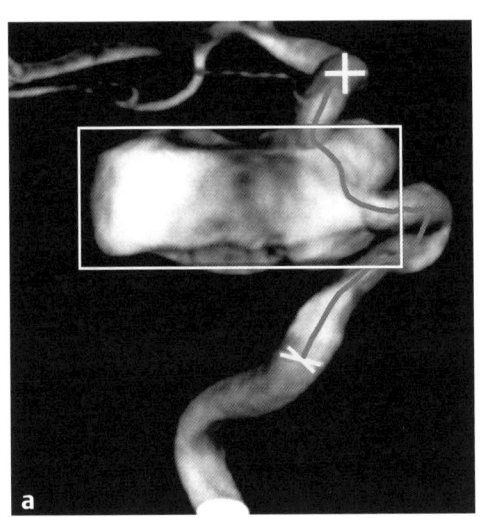

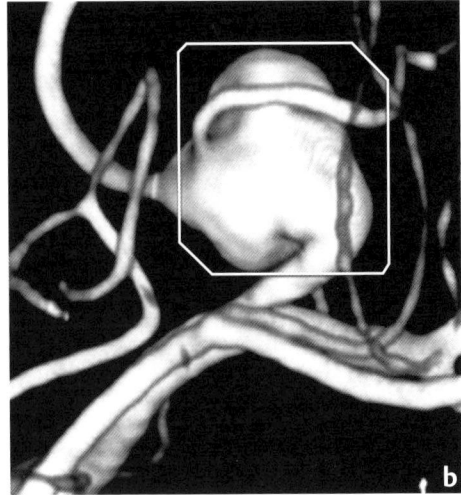

Fig. 2-18. (**a**) Imagem tridimensional obtida a partir de angiografia convencional com reconstrução de aneurisma dissecante da artéria carótida interna. (**b**) Imagem tridimensional obtida a partir de angiografia convencional com reconstrução de aneurismas dissecantes da artéria cerebral média.

- *Blísteres ou de parede:* os aneurismas *blood blister like* são pequenas lesões de parede lateral que surgem de artérias não ramificadas. Eles podem crescer em muitos sítios, como o sifão supraclinoide, a artéria cerebral média, a artéria comunicante anterior, a artéria basilar e a artéria cerebral posterior. Distinguem-se dos aneurismas saculares por várias características únicas, como uma base ampla, a falta de um colo identificável proveniente de uma artéria ramificada, instabilidade e mudanças morfológicas em curto prazo, como fragilidade e tendência à ruptura ou recorrência. Na Figura 2-19 ilustramos um clássico aneurisma *blister like* do sifão carotídeo que ressangrou após a primeira intervenção e foi retratado com *stents* modificadores de fluxo.

- *Pseudoaneurismas:* são originados a partir de uma lesão direta na parede arterial ou do cisalhamento induzido pela aceleração após o trauma, ou espontânea com ruptura total ou parcial da parede arterial. Ambos são consequentes ao extravasamento de sangue contido pelo tecido perivascular mantendo a continuidade entre o verdadeiro lúmen e a cavidade neoformada, que é conhecida como falso lúmen. Incluem os aneurismas secundários ao trauma, pós-infecciosos ou micóticos, por radiação ou origem neoplásica.

- *Fluxo:* quanto aos aneurismas relacionados com o fluxo sanguíneo são frequentemente associados a malformações arteriovenosas ou nos casos de aneurisma *de novo* após a oclusão de vasos parentes. São causados pelo estado de hiperfluxo com consequente dilatação e mudanças patológicas nas artérias nutridoras. Aneurismas venosos também ocorrem. Ambos aneurismas arteriais e venosos são frequentemente vistos nas malformações arteriovenosas. Na Figura 2-20 observa-se um pequeno aneurisma associado à uma malformação arteriovenosa na região occipital.

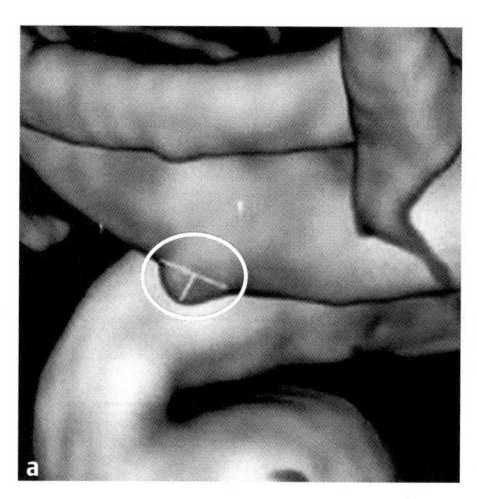

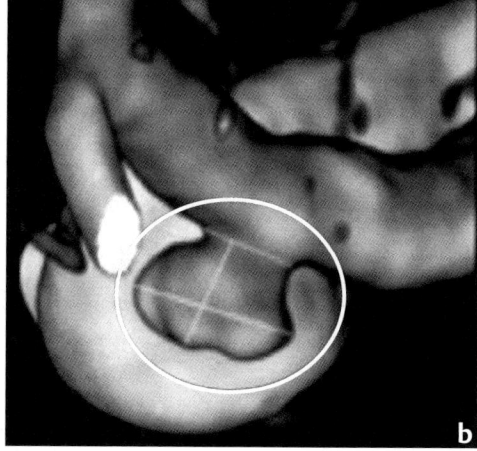

Fig. 2-19. (**a**) Reconstrução tridimensional de um aneurisma cerebral tipo *blister* (círculo). (**b**) Imagem tridimensional de um aneurisma *blister* da artéria carótida poucos dias depois com ressangramento (círculo).

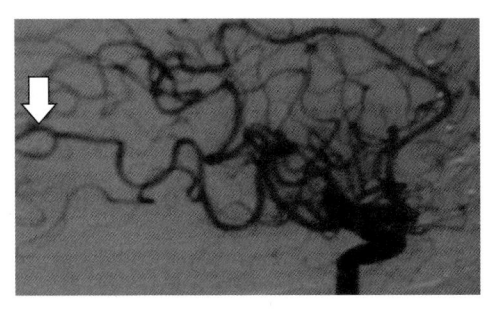

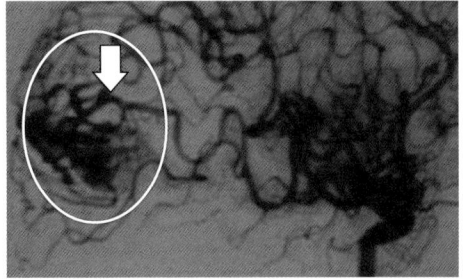

HEMODINÂMICA CEREBRAL, GÊNESE E MORFOLOGIA ANEURISMÁTICA

Fig. 2-20. Pequeno aneurisma de fluxo com MAV occipital indicado pela seta.

- **Lesão pré-aneurismática:** são lesões que ainda não chegaram a se constituir como aneurisma. Presumivelmente correspondem a lesões iniciais que levam à formação do aneurisma. As mudanças degenerativas da lâmina elástica e dos meios causados pelo estresse hemodinâmico são decorrentes de estruturas de ramificação, incluindo "almofadas" intimais. Teoricamente para ser caracterizado como aneurisma, a lesão tem de ter um colo, se não for uma dissecção ou "pseudoaneurisma". Nessa categoria também incluímos os chamados *blebs* que em inglês quer dizer bolhas. Isto era descrito pelos cirurgiões na ocasião do tratamento de um aneurisma, quando outros pontos eram visualizados nos vasos no intraoperatório, conforme se observa na Figura 2-21a. Diferencial deve ser feito com *Blebs* aneurismáticos que seriam pontos de fragilidade do aneurisma que também são observados, e que normalmente são os locais onde ele sangra, ilustrados na Figura 2-17b e c.

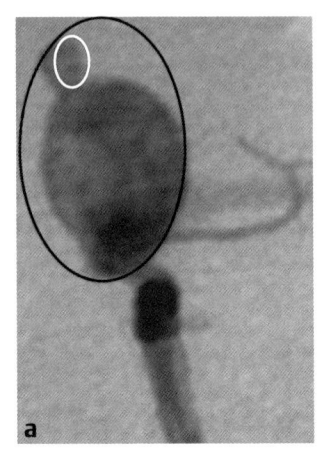

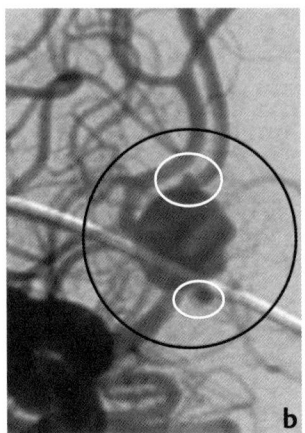

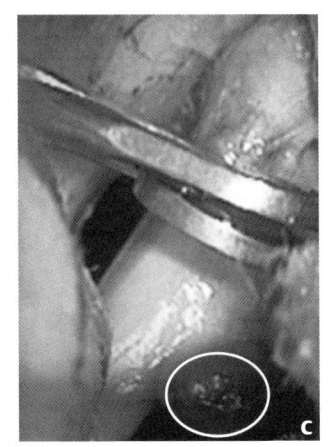

Fig. 2-21. (**a**) Incidência lateral de aneurisma da carótida interna mostrando aneurisma sacular gigante (circulado em preto) com pequena área de dissecção no fundo do saco aneurismático (circulado em branco). (**b**) Imagem obtida de um aneurisma da artéria comunicante anterior com pequena área de dissecção no fundo aneurismático (circulados em branco). (**c**) Imagem obtida durante microcirurgia nota-se um *bleb* na região da artéria carótida (circulado em preto).

- *Infundíbulo:* são alargamentos simétricos em forma de funil da origem das artérias cerebrais. Na maioria das vezes, eles afetam a origem da artéria comunicante posterior em sua junção com a artéria carótida interna e são consideradas como variantes anatômicas normais desprovidas de significância patogênica. Alguns autores não concordam com esta afirmação e consideram uma lesão "pré-aneurismática". Essa crença baseia-se na crescente incidência de aumento infundibular com a idade e na demonstração histológica de alterações semelhantes às características dos aneurismas saculares. Na Figura 2-22 observa-se um clássico pequeno infundíbulo na região de origem da artéria comunicante posterior.

- *De novo:* esta subcategoria de aneurismas cerebrais chamada *de novo* foi relatada pelos autores Graf e Hamby, em 1964, referindo-se a relatos de casos de aneurisma que reapareceram após o tratamento após serem dados como já excluídos da circulação. Na era atual é considerada uma categoria controversa porque, em geral, a incidência de aneurismas *de novo* é incerta, e o curso do tempo de seu desenvolvimento ainda não está claro. Especialmente, dentro de vários dias de estudos de análise de intervalo de acompanhamento, é difícil discernir se um aneurisma *de novo* é realmente novo ou já estava presente, mas não reconhecido no momento do primeiro estudo angiográfico. Na Figura 2-23 ilustra-se um exemplo de aneurisma *de novo* que surgiu anos após um aneurisma ter sido tratado cirurgicamente e dado como curado. Semelhante aos aneurismas cerebrais em geral, os fatores de risco para os aneurismas de novo

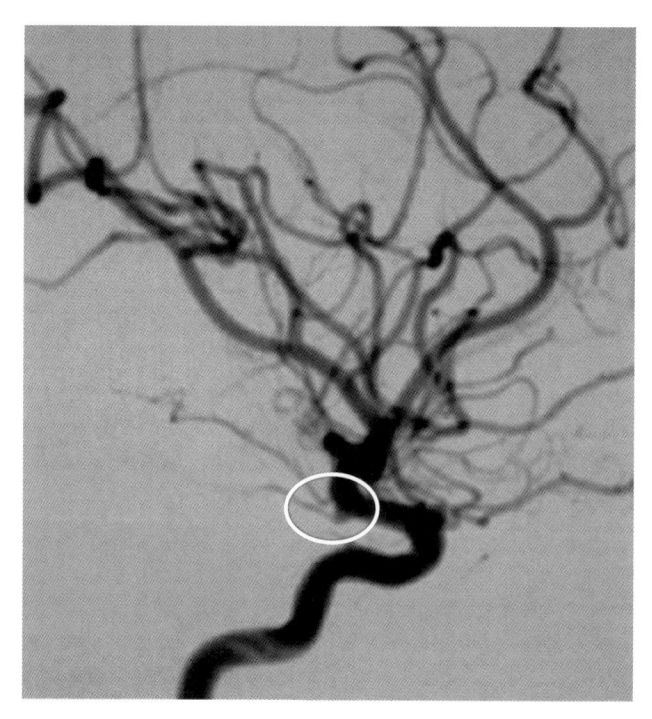

Fig. 2-22. Incidência lateral de angiografia convencional com opacificação da artéria carótida e pequeno infundíbulo localizado na origem da ACoP (circulado).

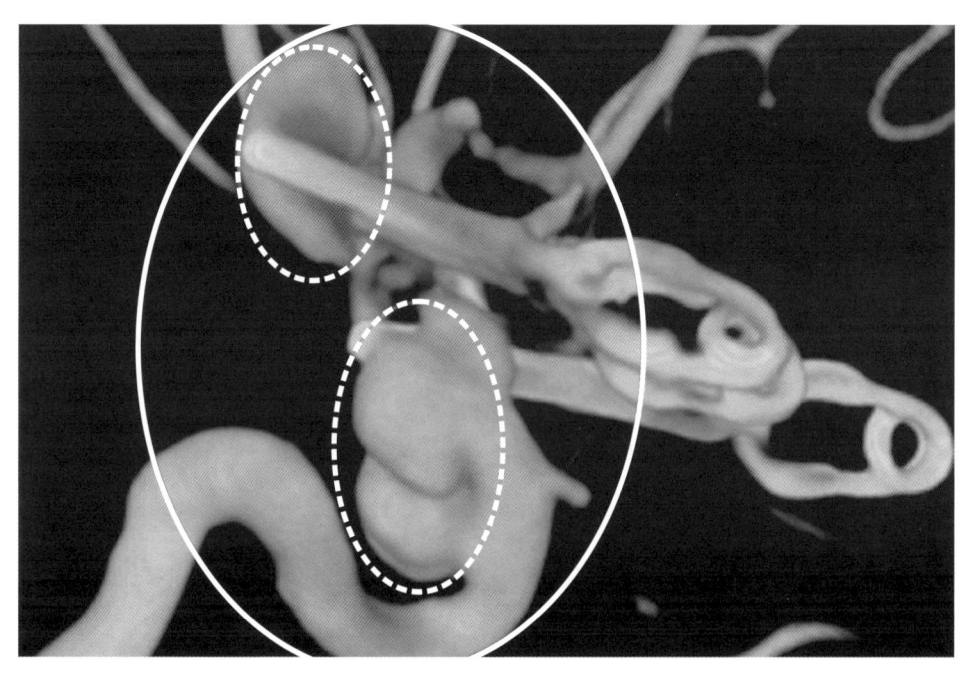

Fig. 2-23. Imagem tridimensional de um aneurisma *de novo* da artéria carótida interna com vários lóbulos (circulados tracejados).

incluem hipertensão, sexo feminino, tabagismo e fatores predisponentes genéticos – síndrome de Marfan, displasia fibromuscular e doença de Moyamoya. Uma alteração no ambiente hemodinâmico causada pela ligadura de um vaso, após a colocação do *stent* e após a remoção da malformação arteriovenosa, poderia induzir o aneurisma *de novo* ao sobrecarregar alguns territórios vasculares. Além disso, o vasospasmo grave também pode induzir mudanças hemodinâmicas que finalmente resultaram no desenvolvimento de um novo aneurisma.

- *Mista:* Existe também uma outra categoria controversa que seriam os aneurismas ditos mistos, que seriam a ocorrência de diferentes tipos de aneurismas concomitantemente. Como, por exemplo, o aneurisma ilustrado na Figura 2-21a com uma pequena área de dissecção poderia ser enquadrado nessa categoria. Mais estudos seriam necessários para poder discernir, pois poderia apenas representar uma parte da história natural dos aneurismas cerebrais.

LEITURAS SUGERIDAS

Aidar O. Sobre a circulação cerebral: preleção. *Rev Med.* 1947;31(157-8).

Ambrosi PB, de Vasconcelos CAC, Moret J *et al.* Pathogenesis, hemodynamics, and growth of intracranial aneurysms: Future directions. *Anat Rec.* 2017;300(7):1175-9.

Baker CJ, Fiore A, Connolly ES *et al.* Serum elastase and alpha-1-antitrypsin levels in patients with ruptured and unruptured cerebral aneurysms. *Neurosurgery.* 1995 Jul;37(1):56-61.

Bluestein D, Niu L, Schoephoerster RT, Dewanjee MK. Steady flow in an aneurysm model: correlation between fluid dynamics and blood platelet deposition. *J Biomech Eng* 1996 Aug;118(3):280-6.

Bonita R, Thomson S. Subarachnoid hemorrhage: epidemiology, diagnosis, management, and outcome. *Stroke.* 1985 Jul-Aug;16(4):591-4.

Bozzetto-Ambrosi P, Andrade G, Azevedo-Filho H. Traumatic pseudoaneurysm of the middle meningeal artery and cerebral intraparenchymal hematoma: case report. *Surg Neurol.* 2006;66 Suppl 3:S29-31.

Brisman JL, Pile-Spellman J, Konstas AA. Clinical utility of quantitative magnetic resonance angiography in the assessment of the underlying pathophysiology in a variety of cerebrovascular disorders. *Eur J Radiol* 2012 Feb;81(2):298-302.

Bruno G, Todor R, Lewis I, Chyatte D. Vascular extracellular matrix remodeling in cerebral aneurysms. *J Neurosurg.* 1998 Sep;89(3):431-40.

Dolan JM, Kolega J, Meng H. High wall shear stress and spatial gradients in vascular pathology: a review. *Ann Biomed Eng.* 2013 Jul;41(7):1411-27.

Hage ZA, Alaraj A, Charbel FT. Neuroimaging in the modern era. *Translational Research.* 2016 Sep;175:1-3.

Hölscher T, Rodriguez-Rodriguez J, Wilkening WG, Lasheras JC, U HS. Intraoperative brain ultrasound: A new approach to study flow dynamics in intracranial aneurysms. *Ultrasound in Medicine & Biology.* 2006 Sep;32(9):1307-13.

Kayembe KN, Kataoka H, Hazama F. Early changes in cerebral aneurysms in the internal carotid artery/posterior communicating artery junction. *Acta Pathol Jpn.* 1987 Dec;37(12):1891-901.

Kleinloog R, de Mul N, Verweij BH et al. Risk Factors for Intracranial Aneurysm Rupture: A Systematic Review. *Neurosurgery* 2017 Nov 5.

Lee RMKW. Morphology of cerebral arteries. *Pharmacol Ther.* 1995;66(1):149-73.

Mantha AR, Benndorf G, Hernandez A, Metcalfe RW. Stability of pulsatile blood flow at the ostium of cerebral aneurysms. *J Biomech.* 2009 May 29;42(8):1081-7.

Meng H, Swartz DD, Wang ZJ et al. In vivo model to correlate complex geometries with hemodynamics associated with cerebral aneurysm development. *J Biomech.* 2006;39:S327.

Milenkovic Z, Vucetic R, Puzic M. Asymmetry and anomalies of the circle of Willis in fetal brain. Microsurgical study and functional remarks. *Surg Neurol.* 1985 Nov;24(5):563-70.

Ollikainen E, Tulamo R, Frösen J et al. Apolipoproteins and lipids accumulate, become oxidatively modified, and associate with inflammation and degenerative changes of intracranial artery aneurysm walls. *Atherosclerosis.* 2015 Jul;241(1):e70.

Rinkel GJE. Natural history, epidemiology and screening of unruptured intracranial aneurysms. *J Neuroradiol* 2008 May;35(2):99-103.

Ronkainen A, Hernesniemi J, Puranen M et al. Familial intracranial aneurysms. *Lancet.* 1997 Aug;349(9049):380-4.

Sarti C, Tuomilehto J, Salomaa V et al. Epidemiology of subarachnoid hemorrhage in Finland from 1983 to 1985. *Stroke.* 1991 Jul;22(7):848-53.

Stehbens WE. Cerebral aneurysms and medial defects, continued. *Surgical Neurology* 2000 Feb;53(2):197.

Takahashi C, Fukuda O, Hori E et al. A case of infundibular dilatation developed into an aneurysm and rupturing after the rupture of an aneurysm 10 years ago. *No Shinkei Gek.* 2006 Jun;34(6):613.

Tutino VM, Mandelbaum M, Choi H et al. Aneurysmal remodeling in the circle of Willis after carotid occlusion in an experimental model. *J Cereb Blood Flow Metab.* 2014 Mar;34(3):415-24.

Veldsman M, Cumming T, Brodtmann A. Beyond BOLD: Optimizing functional imaging in stroke populations. *Hum Brain Mapp.* 2015 Apr;36(4):1620-36.

Wright SN, Kochunov P, Mut F et al. Digital reconstruction and morphometric analysis of human brain arterial vasculature from magnetic resonance angiography. *NeuroImage.* 2013 Nov; 82:170-81.

ASPECTOS CLÍNICOS BÁSICOS E AVANÇADOS

CAPÍTULO 3

Os aneurismas cerebrais podem ser facilmente identificados pelas diversas técnicas de Neuroimagem, particularmente as que permitem uma visualização estrutural dos vasos cerebrais e do polígono de Willis. Considerando os novos avanços tecnológicos relacionados com essas técnicas de imagem, a maioria dos aneurismas cerebrais tende a ser diagnosticado incidentalmente durante exames de neuroimagem, o que difere bastante do que acontecia até duas décadas atrás quando o diagnóstico era quase que inteiramente realizado à medida que os aneurismas cerebrais se rompiam e causavam uma hemorragia subaracnoide.

Este novo contexto de descoberta incidental dos aneurismas cerebrais tem uma série de benefícios, acompanhada de uma série de incógnitas, como a evidência não apenas de aneurismas incidentais, que são descobertos ao acaso no momento de um exame de imagem realizado por outras indicações, mas também de lesões pré-aneurismáticas e/ou de lesões que remetem a um aneurisma que ainda não se constitui como um aneurisma cerebral. Por exemplo, na Figura 3-1a,

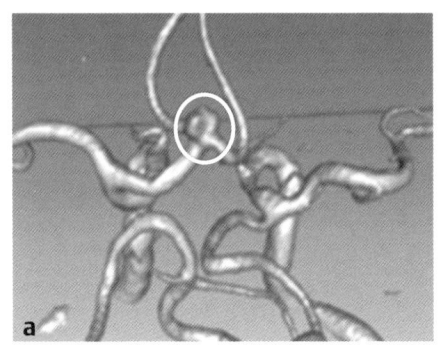

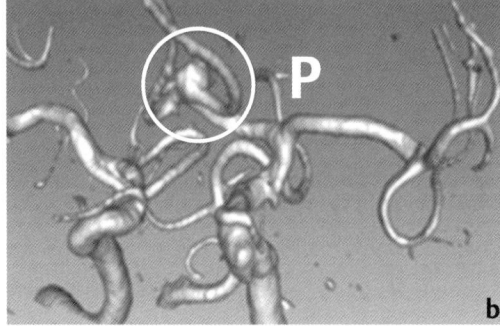

Fig. 3-1. (a) Imagem tridimensional de angiografia por ressonância magnética mostrando um pequeno aneurisma (círculo) se originando no complexo da artéria comunicante anterior. (b) Imagem tridimensional de angiografia por ressonância magnética mostrando o mesmo aneurisma do complexo da artéria comunicante anterior (círculo) com outro ângulo de visão. Fonte: Imagem cedida por Dr. Chung – Departamento de Ciências Cardiovasculares – Universidade de Leicester, Reino Unido.

uma RM obtida de uma paciente durante uma investigação cardíaca, notou-se um "nódulo" na união entre os segmentos A1 das artérias cerebrais anteriores. Analisando cuidadosamente há uma protuberância na junção que corresponde a um pequeno aneurisma bilobulado de descoberta incidental. Isto não era óbvio na reconstrução tridimensional da Figura 3-1b por causa do ângulo da projeção.

Situações como essa têm-se tornado cada vez mais frequentes na prática neurológica em razão do aumento do poder preditivo das ferramentas de investigação dos aneurismas cerebrais. Contudo, infelizmente, os estudos populacionais com estatísticas precisas ainda são raros, o que dificulta o conhecimento da prevalência verdadeira de populações e subpopulações de pacientes com aneurismas incidentais. E entre os já existentes a prevalência varia enormemente de estudo para estudo. Isto é decorrente, em grande parte, do fato de que o consenso atual sobre triagem e detecção dos aneurismas cerebrais ainda é muito limitado e requer revisão. Ou seja, não existem protocolos de triagem de pacientes assintomáticos, exceto para alguns casos específicos como rastreio de sintomas neurológicos, por exemplo, na investigação de cefaleia ou enxaquecas, tonturas em pacientes com história familiar de aneurismas cerebrais, algumas doenças hereditárias e condições-fatores de risco altamente ligadas aos aneurismas cerebrais.

Diante disso, uma atenção rigorosa na história no exame físico e, em certos importantes elementos clínicos frequentemente correlacionados ainda têm vital papel no estabelecimento do diagnóstico dos aneurismas cerebrais. Uma atenta análise dos chamados sinais de alerta e situações correlacionadas permitem aumentar o poder investigatório dos aneurismas cerebrais. Nos Quadros 3-1 e 3-2, descrevemos algumas situações e condições que são consideradas de alerta para a presença de aneurismas cerebrais.

No que se refere à investigação do quadro de cefaleia, em geral, apesar de a cefaleia ligada à hemorragia subaracnoide ter características diferentes da migrânea comum e ser acompanhada de sinais clínicos, como síndrome de Terson, uma mudança no padrão na cefaleia requer investigação complementar com neuroimagem. Interessantemente, em um estudo clínico feito pela autora apenas estudando aneurismas do segmento oftálmico em um centro de referência de Neurorradiologia, em Paris, a presença de cefaleia constituiu um importante sinal que levou ao diagnóstico dos aneurismas cerebrais, que foi detectada em 69 pacientes

Quadro 3-1. Sinais de Alerta

- Cefaleia com início súbito ou mudança de padrão
- Aneurismas prévios
- História familiar – parentesco de primeiro grau
- Sintomas neurológicos focais
- Sindromes dolorosas
- Epilepsia

Quadro 3-2. Condições de Alerta

- Gênero feminino
- Ambientais: hipertensão, tabagismo, uso de cocaína
- Síndrome de Ehler-Danlos (tipo IV)
- Pseudoxantoma elástico
- Displasia fibromuscular
- Deficiência de alfa-glicosidase
- Deficiência de alfa-1-antitripsina
- Coartação da aorta
- Displasia fibromuscular
- Telangiectasia hereditária hemorrágica
- Síndrome de klinefelter
- Síndrome de Noonan
- Doença renal policística autossômica dominante
- Esclerose tuberosa
- Sindrome MoyaMoya
- Anemia Falciforme
- Lúpus eritematoso sistêmico
- Feocromocitoma
- Malformação arteriovenosa
- Endocardite bacteriana
- Câncer
- Outras

(51,1%) de uma série de 178 pesquisados. Contrariamente à literatura, a cefaleia predominou nos pacientes com aneurismas não rotos ou chamados incidentais, 61 (58,6%) contra 8 (25,8%). A cefaleia é também um dos principais sintomas no quadro de hemorragia subaracnoide. Isto é particularmente intrigante, porque a maioria dos estudos na literatura ainda considera o achado de um aneurisma cerebral não roto como um evento incidental em um paciente referindo cefaleia. Futuros estudos de avaliação sobre o padrão de cefaleia associados aos aneurismas são necessários para comprovar essa associação, além de que outras localizações de aneurismas também devem ser analisadas. Um exemplo dessa situação foi exemplificado em uma paciente de 45 anos com história recente de cefaleias com piora recente, e a investigação mostrou múltiplos aneurimas na artéria carótida esquerda, um localizado na região da bifurcação carotídea (círculo contínuo na Figura 3-2 que foi tratado com a colocação de molas e *stent*, e outros três menores, incluindo um na região da carótida oftálmica (círculo tracejado) e comunicante posterior (gota), que também foram posteriormente tratados com colocação de micromolas metálicas.

Segundo estatísticas com base em necrópsias e estudos clínicos populacionais até o presente, evidencia-se a presença de mais do que um aneurisma encontrado em 20% da população afetada, o que justifica que pacientes tenham uma

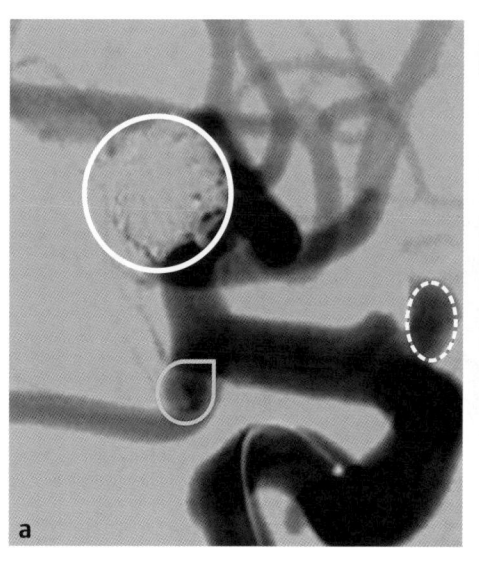

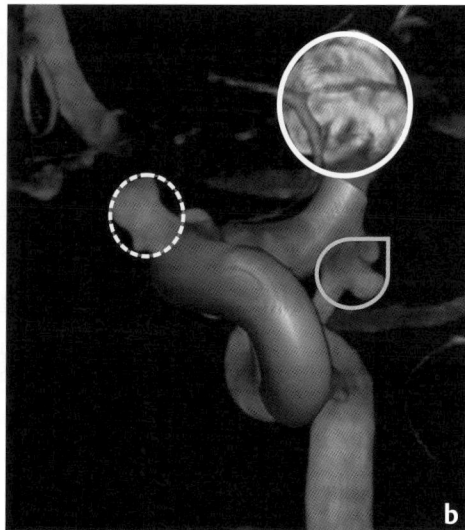

Fig. 3-2. (a) Imagem bidimensional de angiografia convencional mostrando múltiplos aneurismas se originando na região do sifão carotídeo. (b) Imagem tridimensional de angiografia convencional mostrando os aneurismas múltiplos da região do sifão com outro ângulo de visão.

investigação completa, incluindo todos os vasos do polígono de Willis e cervicais, assim como acompanhamentos clínico e radiológico regulares que variam de meses a anual. Isto vai depender se o quadro clínico está estabilizado, e varia de paciente para paciente e também é indicado a todos os pacientes que tiveram algum tratamento prévio por causa da alta taxa de recorrência do aneurisma que geralmente é mais prevalente nos primeiros seis meses.

Outras formas de apresentação frequentes são pelo efeito compressivo causando sintomas oftálmicos e neurológicos. O fato de o aneurisma ser largo e comprimir estruturas adjacentes, por exemplo, conexões ligadas à dor, ocasionaria sintomas relativos à dor ou não com outros sintomas neurológicos dependendo da sua localização. Por exemplo, no seio cavernoso ou anterolateral na primeira porção da artéria cerebral média poderá ocasionar a dor na órbita. O início súbito da paralisia dolorosa do terceiro nervo com sinais meníngeos associados exige uma avaliação emergente, independentemente da idade do paciente ou da extensão do envolvimento do terceiro nervo, incluindo aqueles da função pupilar.

A presença de sintomas oftalmológicos pode ser indicativa de aneurismas na artéria comunicante posterior, no seio cavernoso ou relacionados com o segmento carótido-oftálmico. Além de comprimir as vias ópticas, os aneurismas podem gerar efeitos compressivos no nervo óptico, terceiro par, hipotálamo e glândula hipofisária. Uma perda monocular pode estar relacionada com presença de aneurisma na artéria oftálmica. Na Figura 3-3 ilustramos os diversos efeitos nos campos visuais produzidos por efeito de massa e de compressão em vários pontos

ASPECTOS CLÍNICOS BÁSICOS E AVANÇADOS 57

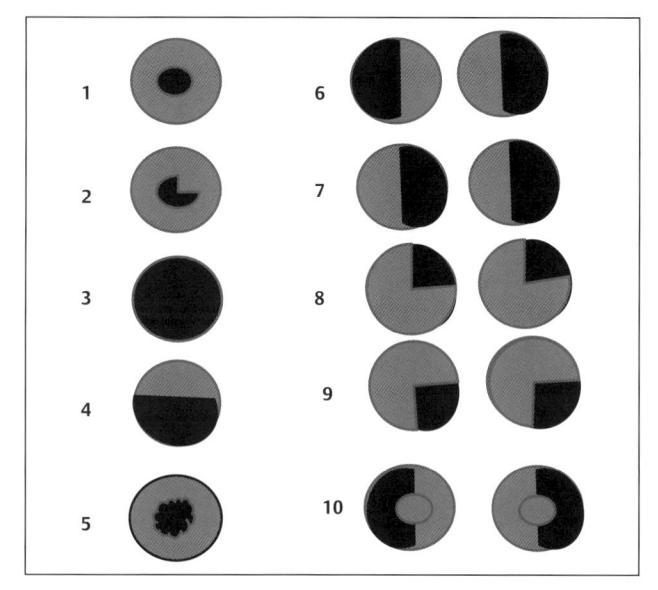

Fig. 3-3. Tabela dos distúrbios visuais. 1. Escotoma central; 2. Escotoma arqueado; 3. Cegueira; 4. Defeito visual altitudinal; 5. Escotoma centrocecal; 6. Hemianopsia bitemporal; 7. Hemianopsia homônima direita; 8. Quadrantopsia superior direita; 9. Quadrantopsia inferior direita; 10. Hemianopsia com preservação macular (cegueira cortical).

das vias visuais geralmente causados por aneurismas localizados na proximidade dos nervos ópticos ou do quiasma óptico.

Crises convulsivas focais ou generalizadas geralmente estão associadas à ruptura aneurismática, mas também podem ser resultado de efeito compressivo. Mais comum em aneurismas localizados na proximidade do lobo temporal.

O Quadro 3-2 descreve condições associadas consideradas predisponentes para o desenvolvimento de aneurismas cerebrais onde se destacam pacientes do sexo feminino. Conforme discutido no Capítulo 2, as mulheres têm maior risco para desenvolver aneurismas cerebrais, sobretudo depois dos 50 anos. Isto acredita-se estar provavelmente relacionado com a diminuição dos níveis de estrogênio observada durante a menopausa. Assim como pacientes com hipertensão arterial sistêmica e outras doenças relacionadas como a hipertensão congênita têm maior risco de desenvolver aneurismas tanto saculares como dissecantes.

Outras condições são os pacientes com doenças do tecido conectivo e do colágeno (síndrome de Ehler-Danlos, síndrome de neurofibromatose Tipo 1 e síndrome de Loeys-Dietz), que têm protocolos específicos para investigar rotineiramente esses pacientes. O mecanismo pelo qual as doenças do tecido conectivo predispõem à formação de aneurisma presumivelmente envolve uma fraqueza inerente da parede arterial exposta ao padrão de fluxo não laminar do sangue, que é então exposto a tensões de cisalhamento.

As doenças hereditárias, como doença renal policística, síndromes genéticas, como pseudoxantoma elástico, telangiectasia hemorrágica hereditária, outras doenças, como displasia fibromuscular e doenças cardíacas, como coarctação da aorta, também estão associadas. A formação de aneurisma em hiperaldosteronismo responsivo ao glicocorticoide pode resultar em parte da hipertensão congênita durante os estágios iniciais do desenvolvimento cerebrovascular. A hipertensão simultânea também pode contribuir na doença renal policística, embora os mecanismos relacionados não sejam claros. Quanto à síndrome de Marfan, ainda é controverso se seria associada a aneurismas cerebrais, mas mais estudos são necessários.

Apesar de o diagnóstico por imagem ser imperativo, a apropriada integração da história, exame físico e características clínicas são essenciais na avaliação clínica dos aneurismas cerebrais, sua classificação, detecção de comorbidades e sequelas relacionadas.

MANIFESTAÇÕES CLÍNICAS MAIS COMUNS

Ruptura Aneurismática

De acordo com ensaios clínicos baseados em séries cirúrgicas e estudos de necrópsias, geralmente realizados em pacientes com história de morte súbita, ou seja, antes da existência de exames não invasivos atuantes na detecção de aneurismas cerebrais, a primeira manifestação de um aneurisma cerebral ocorreria pela chamada hemorragia subaracnoide (HSA) que ocorre em mais de 90% dos casos. Também esses mesmos estudos demonstram que os aneurismas cerebrais estariam presentes em cerca de 5 a 10% da população, mas a maioria é frequentemente assintomática.

Estudos populacionais mais recentes sugerem que, durante a vida útil do indivíduo, um aneurisma cerebral pode desenvolver-se em até 10% da população. Na infância, o diagnóstico de aneurisma cerebral é raro. Após a adolescência, eles gradualmente aumentam o pico de frequência que é estimado entre 35 a 65 anos de idade e principalmente entre mulheres conforme podemos ver no gráfico da Figura 3-4 com base em pesquisas populacionais sobre aneurismas rotos.

Quando o aneurisma se rompe causa extravasamento de sangue que pode ser no compartimento intracerebral, subaracnoide, ventricular ou subdural, em um ou mais compartimentos simultaneamente. Os aspectos radiológicos serão discutidos no próximo capítulo. O caso de ruptura aneurismática com extravasamento de sangue no espaço subaracnóideo entre as membranas aracnoides (Fig. 3-5) é chamado de hemorragia subaracnoide. Note as diversas áreas esbranquiçadas bilateralmente visualizadas preenchendo os sulcos, giros e cisternas da base. Curiosamente no caso dos aneurismas cerebrais, a hemorragia subaracnoide tem um comportamento mais agressivo e leva a consequências catastróficas com 50% de taxa de fatalidade, o que difere do evento subaracnoide por outras causas. As taxas de incidência anual estimadas de ruptura aneurismática com hemorragia subaracnoide variam de 6 a 15 casos por 100.000, o que traduziria em um total de 20.000 eventualidades anuais no Brasil. Contudo, estima-se que 15% dos pacientes morrem antes da chegada ao hospital, esses números devem ser mais altos.

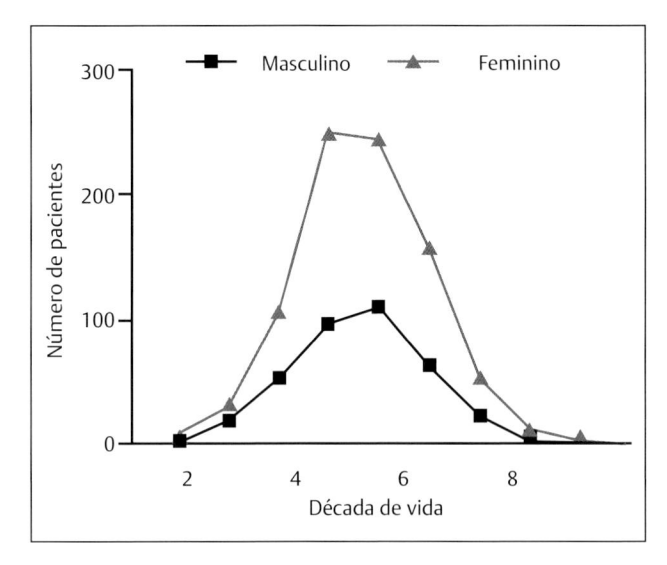

Fig. 3-4. Gráfico ilustrando o pico de idade de aparecimento de aneurismas cerebrais.

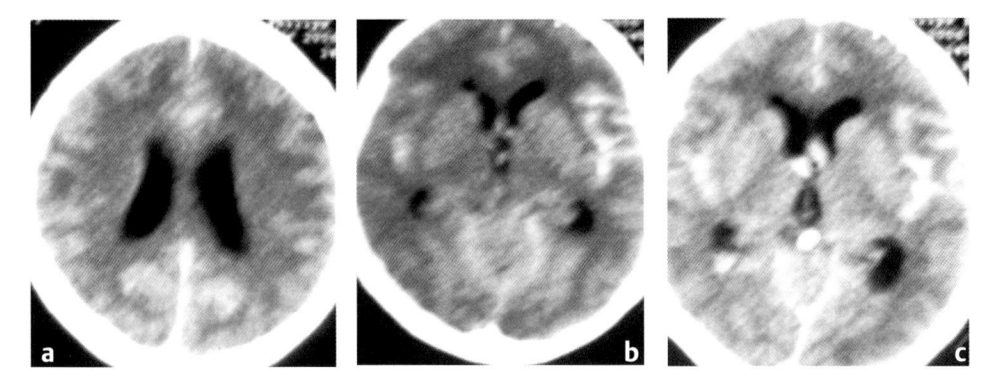

Fig. 3-5. (a-c) Hemorragia subaracnoide difusa.

O quadro clínico é o mais dramático e das mais antigas patologias descritas, por Hipócrates como carregada de mistério e inevitabilidade, cujo nome dado foi apoplexia. A hemorragia subaracnoide pode ocorrer em vários contextos clínicos, traumática (mais frequente) ou espontânea, conforme descrita no Quadro 3-3, mais comumente decorrente de um aneurisma cerebral que rompe ou os chamados aneurismas rotos, em seguida causada pela ruptura de uma malformação arteriovenosa (MAV). Outras causas mais raras seriam decorrentes de dissecções vasculares, terapia anticoagulante, apoplexia hipofisária, malformações arteriovenosas medulares, etc. Os sinais e sintomas mais comumente associados ao quadro de HSA estão descritos no Quadro 3-3 e incluem cefaleia, perda da consciência (coma associado), meningismo (pescoço rígido, náuseas, vômitos, dor nas costas ou pernas e fotofobia), sinais neurológicos focais decorrentes de efeito compressivo

Quadro 3-3. Causas e Manifestações Clínicas da Hemorragia Subaracnoide Espontânea

Causas	(%)	Sinais e sintomas
Aneurisma	70	Cefaleia
Malformação arteriovenosa	10	Coma
Desconhecida	15	Meningismo
Outras raras (MAV medular, sinais neurológicos focais, tumor, discrasia sanguínea)	5	Sinais fundoscópicos

da hemorragia intracerebral, aneurisma, ou vasospasmo e alterações no fundo de olho (hemorragia retiniana, síndrome de Terson e papiledema).

Escalas de Graduação na Ruptura Aneurismática

Existem várias escalas de graduação de risco para o quadro de ruptura aneurismática. A seguir apresentaremos uma escala clínica descrita por Hunt e Hess (Quadro 3-4). O prognóstico da hemorragia parece ser dependente em grande parte da apresentação clínica, o que indica a extensão da lesão inicial hemorrágica. A graduação de Hunt e Hess pode ser determinada por um exame rápido do paciente, correlacionado com a clínica.

Outros sistemas de classificação, incluindo WFNS (Quadro 3-5), também podem ser usados para prever o resultado do paciente. Com o advento da TC para diagnóstico da HSA, as escalas de Fisher, Kistler e Davis passaram a ser mais utilizadas, sendo posteriormente modificadas por Gillsbach, e estão descritas no capítulo a seguir.

Escalas de prognóstico para os resultados do tratamento também têm sido desenvolvidas. Embora alguns autores tenham usado escalas personalizadas de 4 ou 5 pontos, a Glasgow Outcomes Scale (GOS) desenvolvida por Jennett e Bond, em 1967 (Quadro 3-6), tem sido amplamente adotada nos últimos 20 anos. Esta escala de cinco pontos foi desenvolvida para o acompanhamento de pacientes com trauma craniano, mas provou ser aplicável em acidentes vasculares cerebrais e pacientes com HSA também. Um pouco semelhante é a chamada escala de Rankin modificada (Quadro 3-7). A escala é prática e reprodutível, composta

Quadro 3-4. Escala de Hunt-Hess

I	Assintomática ou mínima cefaleia e rigidez nucal	70%
II	Moderada a severa cefaleia, rigidez de nuca, sem déficit neurológico, exceto alteração de par craniano	60%
III	Confuso, sintomas neurológicos mínimos	50%
IV	Estupor, moderada a severa hemiparesia, possível rigidez de descerebração e sintomas vegetativos	20%
V	Coma profundo, rigidez de descerebração	10%

Fonte: Adaptado de Hunt e Hess, 1968.

Quadro 3-5. Classificação da World Federation Neurological Surgeons (WFNS)

Graduação	Escala de Glasgow	Déficit Motor
1	15	-
2	14-13	-
3	14-13	Presente
4	12-7	Presente ou não
5	6-3	Presente ou não

Fonte: Adaptado de Jennett e Teasdale, 1977.

Quadro 3-6. Escala de Prognóstico de Glasgow

I	Sem ou mínimo déficit
II	Modesto déficit (não necessita auxílio no dia a dia)
III	Grave déficit (necessita de auxílio)
IV	Estado vegetativo
V	Morte

Fonte: Adaptado do Jennett e Bond, 1967.

Quadro 3-7. Escala de Rankin

Graduação	
0	Sem sintomas
1	Sem incapacidade significativa
2	Pouca incapacidade
3	Incapacidade moderada
4	Incapacidade moderadamente grave
5	Incapacidade grave
6	Morte

Fonte: Adaptado de Warlow, 1980.

de 5 categorias sobre estado de consciência, mas deve estar ciente de que o eventual resultado individual é influenciado por muitos outros fatores. Distúrbios de concentração sutis, problemas com a memória e certas mudanças de personalidade podem fazer uma enorme diferença na vida de um paciente em relação à sua situação antes da HSA, mesmo quando ele é pontuado na GOS 1. O dano neuropsicológico definitivo varia entre 11 e 60%, dependendo de quão detalhados os pacientes são testados. Deve ser feita uma diferenciação entre os efeitos da própria HSA, o gerenciamento (peri) operatório e o estado pré-mórbido (relacionada com o "evento", não especificamente com a HSA).

A escala foi originalmente introduzida, em 1957, pelo Dr. John Rankin do Hospital Stobhill, Glasgow, Escócia e, em seguida, modificada para o formulário atualmente aceito pelo grupo do Prof. C. Warlow no Western General Hospital, em Edimburgo, no final da década de 1980. A versão modificada difere da escala original de Rankin, principalmente na adição de grau 0, indicando a falta de sintomas. A primeira publicação da atual Escala de Rankin modificada foi em 1988 por Van Swieten que também publicou a primeira análise interobservador da Escala de Rankin modificada.

Cefaleia e Meningismo

Cefaleia e meningismo são sintomas prodrômicos comuns, geralmente causados por pequenas fissuras na parede aneurismática, gerando pequenas perdas de sangue para o espaço subaracnoide. Uma pequena fissura com fuga de sangue dará sintomas pelo efeito de irritar os envoltórios durais e causar uma espécie de processo inflamatório.

O sangue no líquido cefalorraquidiano subaracnóideo causará características do meningismo – dor de cabeça, rigidez do pescoço, fotofobia, febre e vômitos. A irritação das raízes nervosas da cauda equina, que ocorre quando o sangue se estende até a teca lombar, pode resultar em dor do tipo ciática e desconforto nas costas.

Muitas vezes apenas uma cefaleia excecional com pequenos esforços pode estar relacionada com a ruptura aneurismática. Outras vezes, cefaleias inusitadas, como cefaleia pós-coito, evacuando, carregando objetos pesados, podem precipitar a ruptura aneurismática. Além disso, momentâneas manobras de Valsalva, como tosse e espirro, podem também estar relacionadas com a dissecção arterial. Cefaleia pode estar presente ou também ser causada por trombose aguda ou expansão de um aneurisma (Fig. 3-6). Em pacientes que perdem a consciência, a postura tônica pode ocorrer e tende a ser difícil a diferenciação de uma convulsão. Embora, a ruptura aneurismática ocorra frequentemente durante períodos de exercício ou estresse físico, a hemorragia pode ocorrer a qualquer momento, incluindo o sono. Mais de um terço dos pacientes dão uma história de premonitório, "cefaleia sentinela" nos dias a semanas antes da apresentação com hemorragia subaracnoide. O reconhecimento da cefaleia sentinela é crucial na prevenção da ruptura aneurismática. Em muitos casos os sintomas clínicos não apontam o exato problema e local do aneurisma o que poderá ser geralmente inferido por exames de imagem e posteriormente confirmado com o estudo dos vasos cerebrais.

Em casos suspeitos não confirmados por neuroimagem, uma punção lombar deve ser realizada. Geralmente o líquido cefalorraquidiano é banhado por sangue dentro dos 30 minutos que seguem à hemorragia com uma contagem de células vermelhas (hemácias) acima de 1 milhão por mm^3 ou acima. Outra forma de apresentação no líquido cefalorraquiano é chamada de Xantocromia que é causada pela degradação dos produtos sanguíneos (Fig. 3-7b).

ASPECTOS CLÍNICOS BÁSICOS E AVANÇADOS   **63**

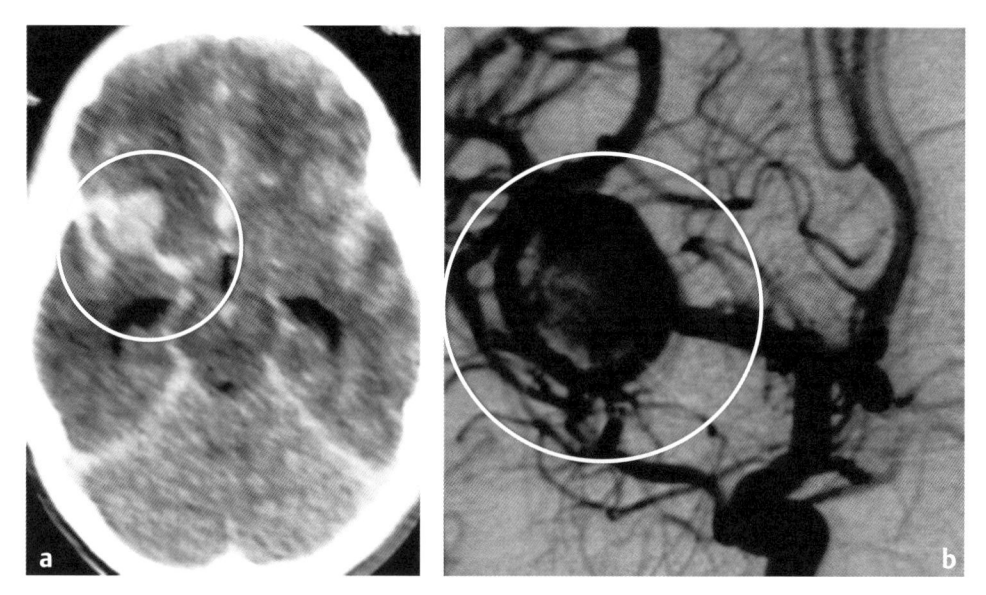

Fig. 3-6. (**a**) Imagem tomográfica ilustrando hiperdensidade no lobo temporal direito. (**b**) Imagem angiográfica ilustrando aneurisma na região da bifurcação da artéria cerebral média com trombose parcial no seu interior.

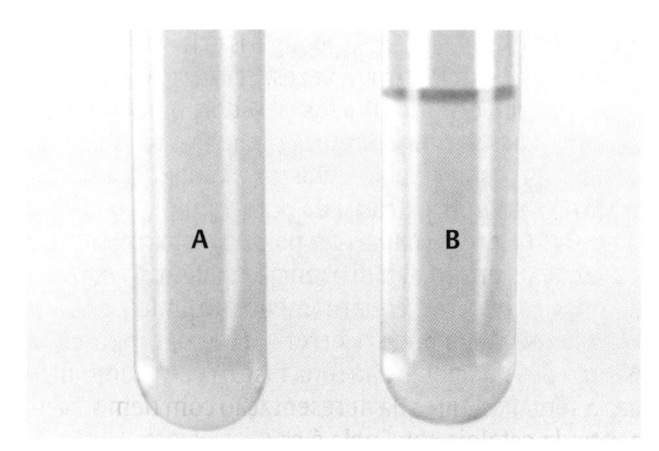

Fig. 3-7. Nota-se evidência de xantocromia no tubo B.

Cerca de 1 em cada 20 pacientes com hemorragia subaracnoide não é diagnosticado durante as primeiras visitas ao departamento de emergência, principalmente por causa de sintomas leves e incomuns. Infelizmente, isto pode levar a quase quatro vezes maiores probabilidades de morte ou incapacidade a 1 ano. Quando um paciente se queixa de qualquer dor de cabeça intensa e incomum, uma cefaleia sentinela, hemorragia subaracnoide muito leve deve ser incluído no diagnóstico diferencial, e uma investigação detalhada é indicada. Um aneurisma cerebral geralmente encontra-se dentro das cisternas subaracnoides, mas o aneurisma pode ser aderente ao parênquima cerebral adjacente causado por adesões, frequentemente resultantes de vazamento prévio de sangue.

Fundoscopia

O papiledema leve é comum nos primeiros dias de hemorragia por causa da súbita elevação da pressão intracraniana resultante de hidrocefalia ou edema cerebral. Uma hidrocefalia comunicante transitória ocorre frequentemente após a hemorragia subaracnoide por causa do bloqueio do sangue das vilosidades aracnoides. Em cerca de 10% dos casos, a hidrocefalia persiste é suficientemente grave para requerer uma derivação de líquido cefalorraquidiano.

A oftalmoscopia pode revelar hemorragias sub-hialoides, particularmente em hemorragia subaracnoide grave. As hemorragias retinianas pequenas e dispersas geralmente se resolvem satisfatoriamente, embora as grandes hemorragias sub-hialoides possam atingir o vítreo, resultando em defeito visual permanente.

Coma

A maioria dos pacientes tem alguma deterioração do estado consciente após a hemorragia subaracnoide. Isto varia de apenas uma ligeira alteração (quadro sincopal) quando a hemorragia foi menor, até a morte apoplética resultante de hemorragia subaracnoide massiva. É uma causa comum de morte súbita em adultos jovens. Uma síncope se caracteriza por um período breve de perda de consciência com recuperação rápida. No caso dos aneurismas isto pode ocorrer e deve ser diferenciado de outras causas como relacionado com postura, induzida por drogas, secundária a doenças cardíacas, hipersensibilidade do seio carotídeo. No caso de hemorragia massiva ou atingindo as vias cerebrais pode-se apresentar sem ou com sinais neurológicos focais e deve também ser diferenciada de outras patologias, como intoxicação por substâncias (drogas, álcool, opioides, sedativos), distúrbios metabólicos, infecções, choque, encefalopatia hipertensiva e de estados epilépticos.

Durante o exame neurológico, no estado de coma, uma das mãos colocada na face do paciente poderá lesionar a face; já no paciente em coma psicológico, deverá cair para o lado conforme verifica-se na Figura 3-8. Além disso, o paciente poderá apresentar posturas de decorticação e descerebração. Em todos os casos, investigação com exames de neuroimagem e, se normal, exames do líquido cefalorraquidiano serão necessários para detectar alguma evidência de ruptura aneurismática.

Sinais Neurológicos Focais

Sintomas neurológicos focais podem ocorrer em decorrência do efeito de massa do próprio aneurisma sobre estruturas neurológicas adjacentes ao aneurisma e/ou secundário a complicações do aneurisma, como hemorragia e vasospasmo. Por

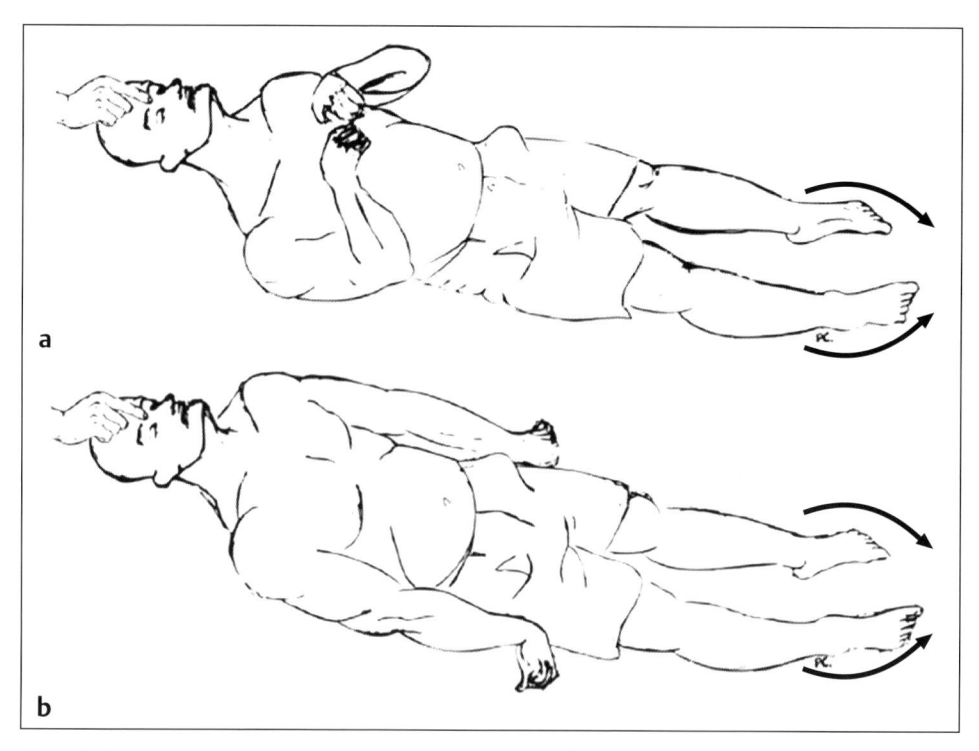

Fig. 3-8. Coma adaptado, postura de decorticação (**a**) e descerebração (**b**).

exemplo uma hemorragia secundária à ruptura de aneurisma cerebral da artéria cerebral média pode-se expandir em direção ao parênquima, e a posição do hematoma intracerebral determinará o tipo de déficit neurológico. Um aneurisma da artéria cerebral média frequentemente se rompe no lobo temporal, resultando em hemiparesia e afasia, se o hemisfério dominante estiver envolvido. Na Figura 3-9a e b ilustramos um aneurisma da região do sifão carotídeo direito cuja porção inferior aneurismática levou à erosão da parede lateral do seio esfenoide. Isto pode ocorrer em diferentes graus de acometimento como podemos observar na Figura 3-9c e d, que demonstram um grau mais grave de erosão, que pode levar ao desenvolvimento de epistaxe em alguns pacientes. Os aneurismas da artéria comunicante anterior podem apresentar hemorragia nos lobos frontais com subsequente mutismo acinético. O movimento ocular conjugado defeituoso pode resultar de uma hemorragia em um lobo frontal, um desvio persistente geralmente em direção ao lado da lesão e um olhar proposital defeituoso longe desse lado.

Ocasionalmente, um aneurisma também pode se romper no espaço subdural, resultando em um hematoma subdural e compressão cerebral, causando sinais neurológicos latentes. Sinais neurológicos focais podem resultar puramente da

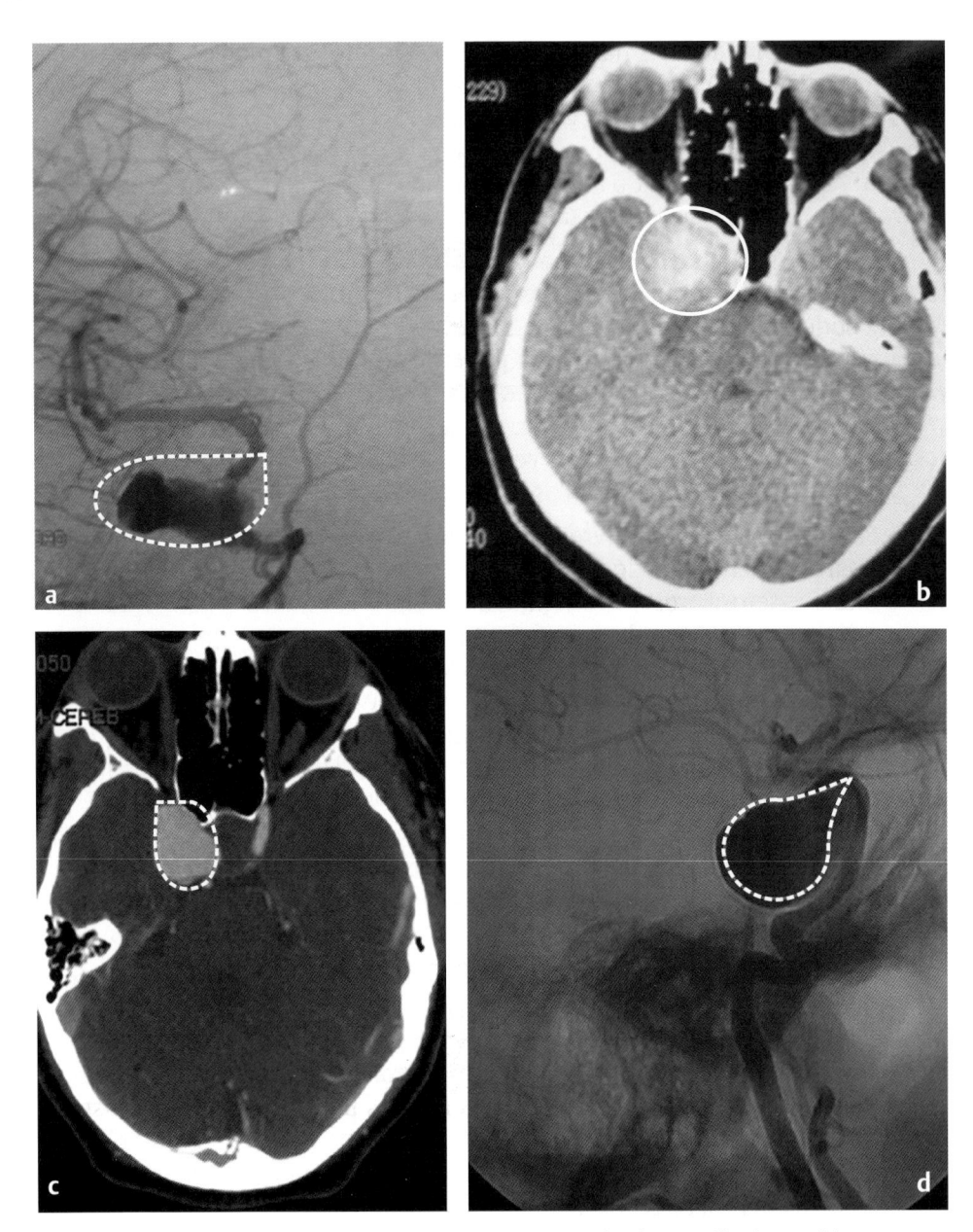

Fig. 3-9. (a) Imagem angiográfica obtida de um aneurisma gigante do sifão carotídeo (tracejado) ocasionando compressão na parede do seio esfenoide. (b) Imagem tomográfica ilustrando porção aneurismática (círculo) causando efeito de massa e erosão do seio esfenoide. (c) Imagem de angiotomografia ilustrando aneurisma na porção cavernosa da carótida interna (tracejado). (d) Imagem 3D do mesmo aneurisma da porção cavernosa da carótida interna (tracejado).

posição do próprio aneurisma. Um aneurisma gigante (definido como maior que 2,5 cm de diâmetro) pode causar compressão de estruturas neurais adjacentes resultando em sinais focais. Um grande aneurisma da artéria carótida interna ou artéria comunicante anterior causará compressão do nervo óptico ou quiasma, respectivamente, resultando em falha visual. Os aneurismas vertebrobasilares grandes podem causar compressão do tronco encefálico.

Um aneurisma decorrente da artéria carótida interna na origem da artéria comunicante posterior (conhecido como aneurisma da artéria comunicante posterior) pode causar pressão sobre o 3º nervo craniano. Os pacientes com um aneurisma de aumento nesta posição podem apresentar características de uma paralisia do III nervo craniano (ptose, dilatação da pupila, paralisia muscular extraocular) antes de uma hemorragia subaracnoide. É vital que o diagnóstico correto de um aumento do aneurisma cerebral seja feito nesta situação, de modo a evitar possíveis efeitos catastróficos da hemorragia subaracnoide.

O principal diagnóstico diferencial da etiologia de uma paralisia do nervo craniano aparentemente isolado é uma lesão isquêmica como a resultante de diabetes melito ou aterosclerose. O tamanho da pupila é um guia útil para diferenciar essas causas. A pupila geralmente é dilatada, com um aneurisma em expansão que comprime o aspecto superior do nervo que contém as fibras pupilares parassimpáticas decorrentes do núcleo de Edinger-Westphal no meio do cérebro. Um aneurisma em expansão geralmente resulta em mais dor do que a isquemia associada à diabetes melito, embora este seja um guia não confiável. Se houver alguma dúvida sobre a causa da paralisia do III nervo craniano, uma investigação com neuroimagem deve ser realizada rapidamente. Em um paciente com estado consciente prejudicado, ou em um com outros sinais neurológicos anormais que sugerem uma hemorragia maciça, a paralisia do III nervo craniano pode ser secundária à herniação do lobo temporal.

Em pacientes que perdem a consciência, uma postura tônica pode ocorrer e tende a ser difícil diferenciar-se de uma convulsão. Embora a ruptura aneurismática ocorra frequentemente durante períodos de exercício ou estresse físico, a hemorragia pode ocorrer a qualquer momento, incluindo durante o sono ou durante a atividade sexual. Mais de um terço dos pacientes tem uma história premonitória, "cefaleia sentinela" nos dias a semanas antes da apresentação com hemorragia subaracnoide. O reconhecimento da cefaleia sentinela é crucial na prevenção da ruptura aneurismática.

COMPLICAÇÕES MAIS COMUNS RELACIONADAS

A ruptura aneurismática está associada a uma alta taxa de mortalidade estimada em mais da metade dos casos que sofrem hemorragia subaracnoide. Cerca de 10% dos pacientes morrem antes de serem atendidos, 25% morrem dentro de 24 horas após o início da HSA e cerca de 45% morrem dentro de 30 dias.

Ressangramento

A complicação mais comum e considerada uma das principais causas de mortalidade é o ressangramento. O ressangramento é geralmente diagnosticado com base em uma piora aguda do estado neurológico, posteriormente documentada por meio estudos por imagens ou estudo de líquido cefalorraquidiano. A sua ocorrência é estimada entre 8 a 23% dos pacientes. Os fatores comumente associados a pior prognóstico incluem: 1) as primeiras seis horas são cruciais, 2) quanto maior o grau de classificação Hunt-Hess na admissão relacionado com pior estado neurológico, 3) quanto maior o diâmetro do aneurisma, 4) pressão arterial descontroladamente elevada, 5) história de cefaleia sentinela, 6) história ictal prolongada na admissão, 7) realização de derivação ventricular antes do tratamento de obliteração do aneurisma.

Vasospasmo

O vasospasmo cerebral é uma das principais causas de mortes após a ruptura aneurismática em conjunto com os efeitos da hemorragia inicial e ressangramento. Consiste em uma vasoconstrição prolongada e intensa dos vasos arteriais cerebrais no espaço subaracnóideo principalmente ao nível das cisternas da base, no foco do sangramento que está inicialmente cercado por um coágulo. Acredita-se que seja causada pela lise de substâncias espasmogênicas geradas no sangue subaracnóideo. Normalmente começa três dias após a hemorragia, atingindo um pico nos dias 7 a 8. Isto é particularmente significativo e desenvolve-se gradualmente ao longo dos primeiros dias após a ruptura aneurismática, sendo geralmente máximo em cerca de uma semana após a hemorragia. Geralmente a hemorragia subaracnoide não resulta em manifestações clínicas durante 2 ou 3 dias após a hemorragia inicial, de modo que, embora possa ser a causa de sinais focais subsequentes resultantes da isquemia cerebral, não é a causa de sinais focais logo após a hemorragia. No entanto, o vasospasmo pode ocorrer antes, mesmo no momento da admissão no hospital.

O vasospasmo resulta em um quadro de isquemia cerebral retardada que também é uma complicação frequente da HSA e uma que contribui substancialmente para a morbidade e mortalidade após a mesma. A evidência radiográfica ocorre em cerca de metade dos pacientes com hemorragia subaracnoide que pode resultar em infartos corticais únicos, tipicamente localizados perto do local do rompimento do aneurisma ou múltiplos infartos generalizados, envolvendo frequentemente regiões bilaterais e subcorticais e frequentemente localizados distal à ruptura aneurismática. Os fatores de risco associados são hemorragia subaracnoide de grande monta e alta graduação na escala de Fisher e estado neurológico grave na admissão. Sua manifestação é tipicamente pela deterioração neurológica no nível de consciência ou novos déficits neurológicos focais. No entanto, em pacientes com quadro clínico inicial já grave, sua apresentação pode ser clinicamente silenciosa. A gravidade dos sintomas depende da artéria afetada e do grau de comprometimento da circulação colateral.

Os fatores de risco para vasospasmo incluem a gravidade do sangramento e sua proximidade com as principais grandes artérias intracerebrais. A localização e a extensão do sangue na tomografia computadorizada utilizando as escalas radiológicas de Fisher e Claasen podem ajudar a prever a probabilidade de complicar o vasospasmo cerebral. Outros fatores que podem aumentar o risco de vasospasmo incluem: idade < 50 anos e hiperglicemia. Os pacientes expostos a estatinas e inibidores seletivos da recaptação da serotonina também podem ter maior risco de vasospasmo. O aumento do risco de vasospasmo com uso de estatina pode estar relacionado com os efeitos de rebote da descontinuação de estatina no momento da hemorragia subaracnoide, pois há algumas evidências de que as estatinas podem ser úteis para a prevenção do vasospasmo após a hemorragia subaracnoide.

Outros mecanismos seriam relacionados com a circulação, como a falha dos mecanismos relacionados com a circulação colateral. Apesar de o tipo de terapia escolhida (cirúrgico *versus* endovascular), não parecer influenciar o risco; complicações durante a cirurgia, como dano em algum vaso e tromboembolismo, parecem aumentar o risco.

Hidrocefalia

A hidrocefalia é a complicação comum da ruptura aneurismática que pode ser precoce ou tardia (varia de 2 semanas até anos). A apresentação clínica da hidrocefalia acontece mais comumente por deterioração progressiva do nível de consciência, acompanhada de dilatação ventricular na tomografia computadorizada. Os sinais oculares de pressão intracraniana aumentada (miose, desvio de olho para baixo) ocorrem em muitos, mas não em todos os pacientes. O mecanismo responsável parece ser causado pela obstrução do fluxo de líquido cefalorraquidiano por produtos sanguíneos ou adesões intraventriculares, ou por uma redução da absorção do líquido cefalorraquidiano nas granulações aracnoides. Os fatores associados a um risco aumentado de hidrocefalia incluíram hemorragia intraventricular, aneurismas localizados na circulação posterior, tratamento com agentes antifibrinolíticos e um baixo escore de Glasgow na apresentação. A incidência também parece aumentada em pacientes com hiponatremia ou história de hipertensão arterial sistêmica descontrolada. A idade mais avançada é também um fator de risco adicional.

A melhora espontânea ocorre na metade dos pacientes com hidrocefalia aguda e comprometimento da consciência, geralmente em 24 horas. No restante, a hidrocefalia aguda está associada ao aumento da morbidade e mortalidade secundárias a ressangramento e infarto cerebral. Aproximadamente metade dos dois terços dos pacientes com hidrocefalia aguda após uma hemorragia subaracnoide desenvolve hidrocefalia crônica dependente de derivação intraventricular. Apesar de controverso, os casos tratados com cirurgia convencional e com fenestração da lâmina *terminalis* no momento da cirurgia parecem diminuir a hidrocefalia crônica dependente de derivação.

Outras Complicações Comuns

Pacientes podem desenvolver aumento da pressão intracraniana (PIC) por causa de uma série de fatores, incluindo volume de hemorragia, hidrocefalia aguda, hiperemia reativa após hemorragia e isquemia e vasodilatação arteriolar cerebral distal.

As crises convulsivas ocorrem em média em um quarto do paciente com hemorragia subaracnoide. Os fatores de risco incluem coágulo subaracnóideo espesso, hemorragia intracerebral, infarto tardio e aneurisma na artéria cerebral média. As convulsões no início da hemorragia subaracnoide parecem ser um fator de risco independente para convulsões tardias (epilepsia) e um preditor de mau resultado. Em estudos da literatura estima-se uma taxa de ± 2% de crises convulsivas após cirurgia ou tratamento endovascular. Em contraste, o ISAT (International Subarachnoid Aneurysm Trial) mostrou que a neurointervenção endovascular teve menores taxas de convulsão (3,3-5,4%) em comparação à cirurgia convencional (5,2-9,6%) respectivamente no primeiro e quinto ano.

Distúrbios metabólicos, dentre eles a hiponatremia após hemorragia subaracnoide, são relativamente comuns e provavelmente mediados por lesão hipotalâmica. A retenção de água que leva à hiponatremia é decorrente do aumento da secreção do hormônio antidiurético, que pode resultar da síndrome da secreção inapropriada de hormônio antidiurético ou, muito menos frequentemente, da depleção de volume induzida pela perda de sal.

Uma série de alterações cardíacas ocorre após a hemorragia subaracnoide, incluindo anormalidades de ECG, alterações estruturais na ecocardiografia e elevações agudas da troponina. Estas parecem ser mais comuns e mais severas naqueles com hemorragia subaracnoide mais grave. Dentre as anormalidades de ECG mais frequentes estão a depressão do segmento ST, prolongamento do intervalo QT, inversões de onda T de simetria profunda e ondas U proeminentes. Distúrbios do ritmo, como *torsades de pointes,* também foram descritos, bem como fibrilação e *flutter* atrial. As anormalidades da onda ST-T, juntamente com bradicardia e taquicardia relativa, foram encontradas em uma grande série para ser associada de forma independente à mortalidade. Outros estudos relataram uma associação entre prolongamento QT e vasospasmo angiográfico.

Estima-se que mais de 50% dos pacientes que sobrevivem a uma ruptura aneurismática terão sequelas relacionadas com as funções neuropsicológicas, com permanentes reflexos na reabilitação social. Apenas metade dos pacientes que sobrevivem retornaria ao trabalho. As sequelas neuropsicológicas afetam principalmente as funções de memória, atenção, percepção, noção visuoespacial e função executiva. Não existe consenso com relação a quais fatores que poderiam ser responsáveis por essas sequelas. Há evidências recentes que os déficits cognitivos se manifestam como resultado da própria hemorragia aneurismática, onde a disseminação do sangue ocorre primordialmente nas cisternas basais anteriores, alcançando posteriormente o compartimento intracerebral e/ou intraventricular.

LEITURAS SUGERIDAS

Ambrosi PB, Ambrosi CB. Brain Aneuryms: Isn't Time to Review the Strategy for its Detection and Screening in Limited Clinical Environment and in the New Robotic Era? *J Neurol Stroke.* 2017;4(6):00212.

Chang SD, Steinberg GK. Management of intracranial aneurysms. *Vasc Med.* 1998 Nov;3(4):315-26.

Choxi AA, Durrani AK, Mericle RA. Both surgical clipping and endovascular embolization of unruptured intracranial aneurysms are associated with long-term improvement in self-reported quantitative headache scores. *Neurosurgery.* 2011 Jul;69(1):128-33.

de Rooij NK, Linn FHH, van der Plas JA, Algra A, Rinkel GJE. Incidence of subarachnoid haemorrhage: a systematic review with emphasis on region, age, gender and time trends. *J Neurol Neurosurg Psychiatry.* 2007 Dec;78(12):1365-72.

Evans RW. Incidental Findings and Normal Anatomical Variants on MRI of the Brain in Adults for Primary Headaches. *Headache.* 2017 May;57(5):780-91.

Feigin VL, Lawes CMM, Bennett DA, Barker-Collo S, Parag V. Worldwide stroke incidence and early case fatality reported in 56 population-based studies: A systematic review. *Lancet Neurol.* 2009 Apr;8(4):355-69.

Fisher CM, Kistler JP, Davis JM. Relation of cerebral vasospasm to subarachnoid hemorrhage visualized by computerized tomographic scanning. *Neurosurgery.* 1980 Jan;6(1):1-9.

Frigeri L, Santos R, Bozzetto-Ambrosi P. Aneurisma intracraniano associado a coartação da aorta em paciente de 13 anos. *Rev Cient AMECS.* 1999 Jun;8(1):37-42.

Hitchcock E, Gibson WT. A review of the genetics of intracranial berry aneurysms and implications for genetic counseling. *J Genet Couns.* 2017 Fev;26(1):21-31.

Hunt WE, Meagher JN, Hess RM. Intracranial aneurysm. A nine-year study. *Ohio State Med J.* 1966 Nov;62(11):1168-71.

Hunt WE, Hess RM. Surgical risk as related to time of intervention in the repair of intracranial aneurysms. *J Neurosurg.* 1968 Jan;28(1):14-20.

Jennett B, Bond M. Assessment of outcome after severe brain damage. *Lancet.* 1975 Mar 1;1(7905):480-4.

Kaufman SF, Markham JW. Coarctation of the abdominal aorta with death from rupture of an aneurysm of a cerebral artery. *Ann Intern Med.* 1955 Aug;43(2):418-26.

Kim ST, Brinjikji W, Lanzino G, Kallmes DF. Neurovascular manifestations of connective-tissue diseases: A review. *Interv Neuroradiol.* 2016 Dec;22(6):624-37.

Lane A, Vivian P, Coulthard A. Magnetic resonance angiography or digital subtraction catheter angiography for follow-up of coiled aneurysms: Do we need both? *J Med Imaging Radiat Oncol.* 2015 Apr;59(2):163-9.

Liang J, Huo L, Bao Y, Zhang H, Wang Z, Ling F. Intracranial aneurysms in adolescents. *Childs Nerv Syst.* 2011 Sep;27(7):1101-7.

Menghini VV, Brown RDJ, Sicks JD, O'Fallon WM, Wiebers DO. Incidence and prevalence of intracranial aneurysms and hemorrhage in Olmsted County, Minnesota, 1965 to 1995. *Neurology*. 1998 Aug;51(2):405-11.

Rahme RJ, Adel JG, Bendok BR, Bebawy JF, Gupta DK, Batjer HH. Association of intracranial aneurysm and Loeys-Dietz syndrome: case illustration, management, and literature review. *Neurosurgery*. 2011 Aug;69(2):E488.

Schievink WI. Marfan syndrome and intracranial aneurysms. *Stroke*. 1999 Dec;30(12):2767-8.

Schievink WI, Wijdicks EF, Parisi JE, Piepgras DG, Whisnant JP. Sudden death from aneurysmal subarachnoid hemorrhage. *Neurology*. 1995 May;45(5):871-4.

Shi C, Awad IA, Jafari N, Lin S, Du P, Hage ZA, et al. Genomics of human intracranial aneurysm wall. *Stroke*. 2009 Apr;40(4):1252-61.

Srivastava A, Patel N. Autosomal dominant polycystic kidney disease. *Am Fam Physician*. 2014 Sep 1;90(5):303-7.

Teasdale G, Jennett B. Assessment of coma and impaired consciousness: A practical scale. *Lancet*. 1974 Jul;304(7872):81-4.

Tromp G, Weinsheimer S, Ronkainen A, Kuivaniemi H. Molecular basis and genetic predisposition to intracranial aneurysm. *Ann Med*. 2014 Dec;46(8):597-606.

Vermeulen MJ, Schull MJ. Missed diagnosis of subarachnoid hemorrhage in the emergency department. *Stroke*. 2007 Apr;38(4):1216-21.

Witvoet EH, Pelzer N, Terwindt GM, Rinkel GJE, Vlak MHM, Algra A, et al. Migraine prevalence in patients with unruptured intracranial aneurysms: A case-control study. *Brain Behav*. 2017 Mar 30;7(5):e00662.

DESTAQUES DE NEUROIMAGEM

CAPÍTULO 4

A Neuroimagem, principalmente, por meio de técnicas estruturais e também de novas técnicas hemodinâmicas funcionais é hoje utilizada em, praticamente, todas as etapas no contexto de investigação e do tratamento dos aneurismas cerebrais. Adicionalmente, os avanços nas modalidades de imagem e nos equipamentos de imagem, por exemplo: aumento da velocidade, sensibilidade, segurança e rapidez, resultaram em sofisticação e praticidade ao diagnóstico e ao planejamento cirúrgico dos aneurismas cerebrais. Isto é praticamente significativo por causa da melhoria da resolução espacial com as novas técnicas tridimensionais não invasivas e das novas técnicas de segmentação vascular, o que vem permitindo que a morfopatologia e a angioarquitetura do aneurisma cerebral sejam determinadas adequadamente muitas vezes sem a necessidade de métodos invasivos. Em contrapartida, essas novas tecnologias resultaram em um aumento na detecção de aneurismas assintomáticos e de anormalidades ainda mais sutis muitas vezes consideradas pré-aneurismáticas que antes já passariam despercebidas.

EVOLUÇÃO DA NEUROIMAGEM

Até bem pouco tempo, só seria possível realizar um rastreio vascular cerebral por métodos invasivos, como angiografia digital por cateterismo cerebral (DSA), ou a céu aberto durante avaliação intraoperatória ou por necrópsias. Mais recentemente, estudos de angiografia por tomografia computadorizada ou por ressonância magnética que utilizam sequências de rastreio e *softwares* que permitem a reconstrução multiplanar têm sido cada vez mais empregados na investigação dos aneurismas cerebrais. Graças a essas ferramentas, hoje em poucos minutos é possível acessar a integridade da circulação cerebral pelo estudo do polígono de Willis, do sistema vertebrobasilar e dos vasos cervicais. A Figura 4-1a foi obtida de um dos ângulos da reconstrução multiplanar de angiorressonância ilustrando a caracterização dos principais vasos do polígono de Willis, em que se nota a presença de uma hipoplasia do segmento A1 na porção esquerda da circulação anterior. Enquanto na Figura 4-1b e c, que foram obtidas a partir de imagens de angiotomografia, nota-se a presença de um aneurisma na artéria carótida supraclinoide direita.

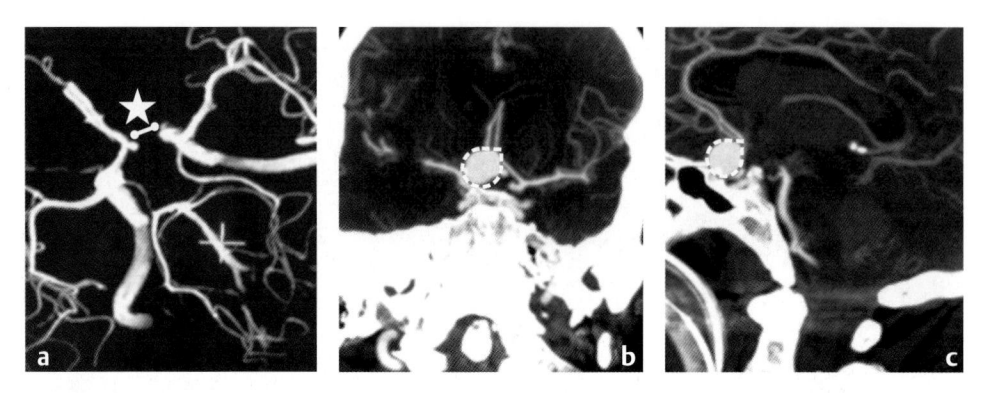

Fig. 4-1. (a) Imagem tridimensional de angiografia por ressonância magnética mostrando os vasos do polígono de Willis normais, hipoplasia A1 (estrela). (b) Imagem tridimensional de angiografia por TC mostrando os vasos do polígono de Willis e um aneurisma na circulação anterior direita marcado pelo tracejado. (c) Imagem tridimensional da mesma angiografia por TC em outro ângulo de visão.

Além disso, estes novos métodos também podem ser usados em conjunto com a angiografia cerebral convencional (DSA) no que se refere ao planejamento cirúrgico com a utilização de novas técnicas de telenavegação e telerreconstrução acopladas à DSA convencional (com sequências multiplanares). Têm sido desenvolvidos para uso na sala cirúrgica no estudo dos vasos cerebrais e de estruturas vizinhas durante a investigação e planejamento do tratamento, como, por exemplo, durante a colocação dos *stents* intravasculares. Na Figuras 4-2a e b, observam-se imagens de DSA obtidas durante planejamento pré-operatório para colocação de *stent* intravascular. Na Figura 4-2c observa-se uma reconstrução tridimensional que demonstra claramente a anatomia dos vasos parentes do aneurisma o que não seria possível de visualizar sem as técnicas tridimensionais. A Figura 4-2d demonstra uma imagem de referência que é obtida em tempo real e auxilia durante o procedimento de colocação de *stent*. Essas inovações têm permitido a obtenção de um estudo mais preciso e ao mesmo tempo têm diminuído o risco de radiação ionizante. Adicionalmente, técnicas cada vez mais atuantes têm sido desenvolvidas incluindo o estudo de fluxo quantitativo que tem sido desenvolvido e que permite concomitantemente o estudo anatômico estrutural e funcional dos aneurismas cerebrais. Uma dessas técnicas é chamada VasoCT, Philips® e mais recentemente Aneurysm Flow, Philips® compreende novas técnicas fusionadas que começaram a se desenvolver a partir da tomografia computadorizada rotacional tridimensional, com programas informatizados bem mais atuantes que visam a, inclusive, acessar a medida de fluxo vascular e são considerados uma alternativa ao uso dos estudos de fluxo dinâmico (Fig. 4-3).

Dentre as modalidades de imagens vasculares funcionais convencionalmente ressaltam-se a ultrassonografia vascular com Doppler que é utilizada para situações específicas, como investigação de aterosclerose e na visualização de alterações oclusivas, trombose e placas ateroscleróticas, além da detecção de

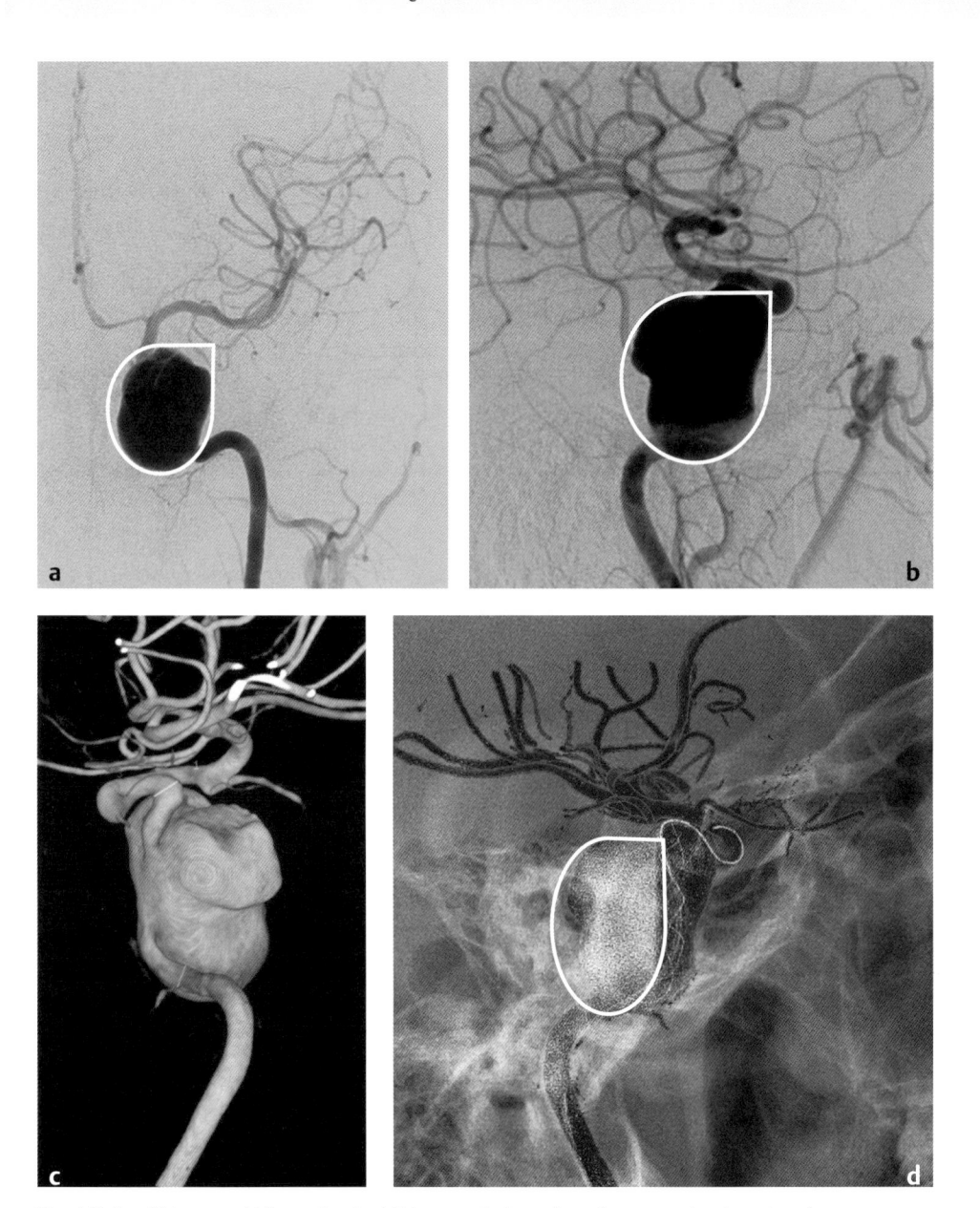

Fig. 4-2. (**a** e **b**) Imagens bidimensionais obtidas a partir de angiografia convencional mostrando um aneurisma gigante se originando na região do sifão carotídeo (destaque em branco). (**c**) Imagem tridimensional obtida a partir de angiografia convencional mostrando a displasia dos vasos do sifão. (**d**) Imagem de *road map* em tempo real obtida durante tratamento endovascular.

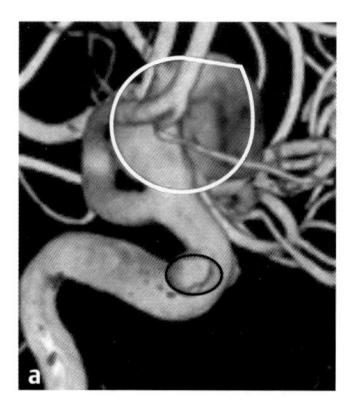

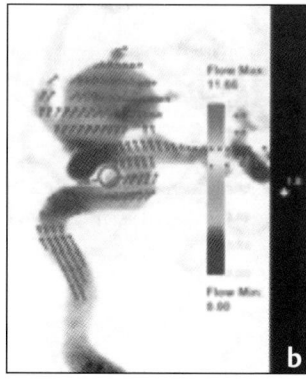

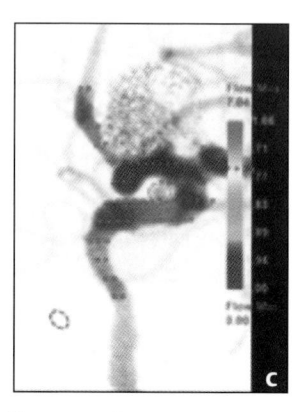

Fig. 4-3. (a) Imagem tridimensional do planejamento cirúrgico do sifão carotídeo contendo um aneurisma gigante (círculo branco) e um pequeno aneurisma na região do sifão carotídeo (círculo preto). (b e c) Imagem bidimensional com medidas de fluxo antes e depois do tratamento endovascular.

vasospasmo. Contudo, seu papel no estudo dos aneurismas cerebrais ainda é limitado. Novas modalidades funcionais com métodos computacionais têm surgido como uma opção que permite a medida do fluxo aneurismático e de técnicas de elastografia, visando ao estudo da parede aneurismática. Esses novos estudos do fluxo dinâmico são promissores no estudo da hemodinâmica cerebral mais aprofundada, buscando não só um diagnóstico mais preciso, mas também melhora no valor prognóstico e nos resultados clínicos.

SEQUÊNCIAS DE RASTREIO

Nos pacientes com suspeita de aneurisma cerebral, entre os estudos de rastreio não invasivos importantes disponíveis, temos a técnica mais conhecida pela denominação em inglês TOF ou *Time of Flight* com reconstrução tridimensional por ressonância magnética. Esta é uma sequência tridimensional relativamente simples, sem necessidade de contraste, com relativa boa resolução temporal. Apesar de estar sujeito a artefatos de fluxo e saturação, o TOF permite a identificação das anormalidades e variantes normais das principais artérias cerebrais proximais, incluindo polígono de Willis e seus ramos e dos vasos cervicais (Fig. 4-1a).

Considerando-se que os protocolos de investigação seguem os estudos com base em evidência que sugerem que a primeira consideração no diagnóstico dos aneurismas é avaliar o risco desse aneurisma subjacente sobre uma potencial hemorragia subaracnoide iminente. Nesse caso, observa-se que a resolução espacial do TOF para a maioria dos aneurismas cerebrais equipara-se às técnicas tridimensionais para o rastreio obtidas por TC (Fig. 4-1b e c). Existe a possibilidade de visualizar eficazmente os aneurismas entre 3 a 5 mm, ou maiores com até 95% sensibilidade ou acurácia quando realizadas sequências especiais, como volume-*rendering* e 3D-*time-of-flight*, ou de angiotomografia que tem aumentada sensibilidade para aneurismas menores de 3 mm.

Essas sequências de reconstrução tridimensionais acopladas aos estudos tanto de TC quanto de RM revolucionaram a compreensão da anatomia vascular e definitivamente auxiliam na tomada de decisão terapêutica (Figs. 4-2, 4-3 e 4-4). Além de serem utilizados como sequências de rastreio também fornecem informações sobre a hemodinâmica cerebral, e dada a crescente disponibilidade das tecnologias de aquisição e processamento de imagem relevante, têm-se tornado uma estratégia preciosa e auxiliar também aos procedimentos vasculares cerebrais e, portanto, já têm sido hibridizadas com a própria angiografia cerebral bidimensional convencional pelo fato de criarem uma representação mais precisa da anatomia vascular (Fig. 4-4a e b).

No caso ilustrado na Figura 4-4, a investigação de um aneurisma da artéria carótida interna supraclinoide tanto a imagem bidimensional angiográfica quanto as técnicas não invasivas supracitadas fornecem uma visão anatômica incompleta. Estudos tridimensionais com segmentação vascular conseguiram demonstrar uma melhor visão para a morfologia da artéria carótida, particularmente na sua porção sinuosa e nas porções sujeita a artefatos decorrentes do envoltório ósseo (Fig. 4-4b).

ESTUDOS ESTRUTURAIS

Estudos ditos estruturais ou morfológicos são obrigatoriamente feitos em primeira instância para excluir outras comorbidades que podem estar associadas, ou eventuais complicações que possam exacerbar o quadro clínico durante a investigação de sintomas relacionados com os aneurismas cerebrais

Tomografia Computadorizada (TC)

Uma das primeiras tomografias computadorizadas foram descritas pelo neurorradiologista, James Ambrose, que mostrou hemorragia intracraniana e também sugeriu o uso de iodo para demonstrar barreira hematoencefálica anormal. Avanços na tecnologia relacionada com TC e sua adequada interpretação clínica têm

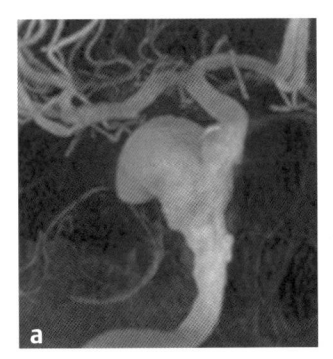

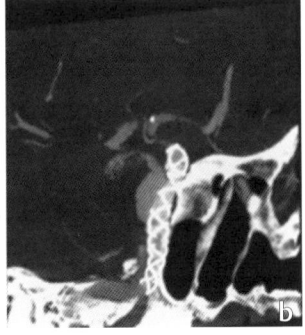

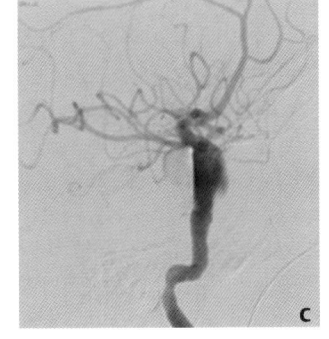

Fig. 4-4. (a) Imagem tridimensional do planejamento cirúrgico do sifão carotídeo contendo um aneurisma dissecante do sifão carotídeo. (b) Imagem de angioTC de reconstrução do sifão carotídeo pós-colocação de *stent*. (c) Imagem angiográfica após colocação de *stent*.

permitido que esse exame relativamente simples permaneça um instrumento importante na avaliação de pacientes com suspeita de aneurismas cerebrais. A TC sem contraste tem alta sensibilidade para detectar hemorragia aguda. Logo é considerado o exame de eleição para *screening* na suspeição de ruptura aneurismática. Na Figura 4-5a demonstra-se um corte axial de TC ilustrando um quadro de hemorragia subaracnoide com inundação ventricular secundária a um aneurisma da ACPI (Fig. 4-5b e c). As principais indicações e vantagens da TC como exame de investigação dos aneurismas cerebrais são entre outras:

- Permitir o *screening* rápido.
- Excluir a hemorragia subaracnoide.
- Detectar a presença de hidrocefalia.
- Excluir outros processos, como tumores e outros, que podem mimetizar complicações por aneurismas cerebrais.
- Realização de estudos vasculares, como a angiotomografia dos vasos cranianos.
- Identificar sinais diretos e indiretos de vasospasmo.

A angiotomografia dos vasos cranianos (Fig 4-5b) é o método de escolha para a visualização morfológica (tamanho, forma, relação com estruturas vizinhas, medidas de dome-colo) dos aneurismas cerebrais. Para atingir resoluções espacial e temporal necessárias, equipamentos e protocolos de imagens adequados devem ser usados. O cenário típico de investigação de aneurismas cerebrais consiste na realização de cortes axiais com espessuras submilimétricas. A interpretação dos dados é fundamentada na manipulação interativa do banco de dados usando uma *workstation* melhorada com instrumentos com pós-processamento, como projeções máximas e reconstruções multiplanares. Outras técnicas de projeção de intensidade máxima (PIM), renderizações volumétricas (RV) também têm sido usadas, permitindo a visualização dos aneurismas cerebrais em diversos ângulos e incidências.

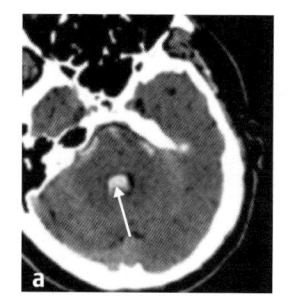

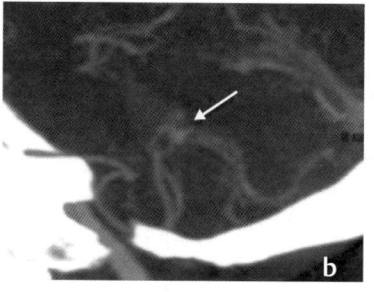

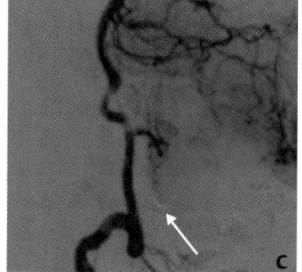

Fig. 4-5. (a) TC de crânio demonstrado HSA difusa e intraventricular (4º ventrículo). **(b)** AngioTC realizada simultaneamente demonstrando um aneurisma da ACPI ascendente. **(c)** Angiografia convencional com opacificação da artéria vertebral e tronco basilar confirmando o aneurisma sacular (seta) que se origina ao nível da ACPI durante o tratamento endovascular.

Ressonância Magnética (RM)

A RM de crânio fornece uma excelente visualização do parênquima do sistema nervoso central. Possui, no entanto, alguns inconvenientes no que se refere à segurança e qualidade por utilizar campos magnéticos que impedem o seu uso. Contraindicada na maioria dos pacientes com implantes cocleares e marca-passos cardíacos, corpos estranhos metálicos nos olhos, alguns clipes cirúrgicos, como os clipes para tratamento dos próprios aneurismas e *coils-stents* usados na embolização dos aneurismas cerebrais. Outros elementos podem interferir no campo magnético como movimento e presença de certos eletromagnéticos, causando artefatos que impedem a boa visualização das estruturas anatômicas. Na Figura 4-6, ilustramos um caso de paciente com sintomas visuais em que a RM foi utilizada para investigação. Rotineiramente a ressonância magnética não é o exame de eleição, pois, pode ser considerada mais dispendiosa, demorada e exacerbadora de claustrofobia.

Por outro lado, dentre suas indicações e vantagens destacam-se:

- Realização de sequências de rastreio sem necessidade de contraste.
- Exame de radiação não ionizante.
- Permite uma melhor visualização do parênquima comparado a outras modalidades de imagem.
- Alta sensibilidade à difusão no caso de suspeita de isquemia cerebral, frequentemente associada ao vasospasmo aneurismático.
- Sensibilidade à presença de sangue e seus produtos, detecta hemorragia em diferentes idades.

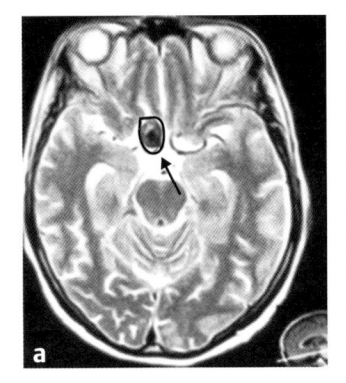

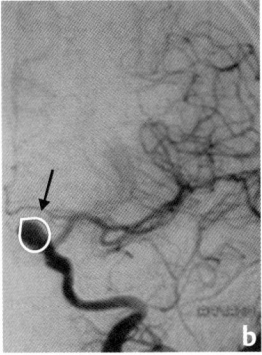

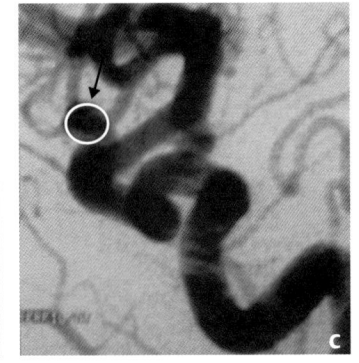

Fig. 4-6. (**a**) RM realizada durante uma investigação demonstrou um aneurisma sacular (seta) que se origina ao nível da carótida oftálmica direita. (**b** e **c**) Angiografia convencional, incidência AP e oblíqua antes do tratamento endovascular mostrando o aneurisma (seta) apontando medialmente.

PRINCIPAIS ACHADOS NA HEMORRAGIA SUBARACNOIDE (HSA)

Hemorragia Intracerebral

A ruptura aneurismática pode causar acúmulo de sangue extravascular em diferentes porções dentro dos espaços intracranianos (Fig. 4-7). Geralmente a tomografia de crânio se caracteriza por ser a primeira modalidade de imagem a ser solicitada na suspeita de hemorragia intracerebral. O sangue se caracteriza por ser marcadamente hiperdenso em relação ao parênquima, ou seja, contrastadamente branco e bem visível.

Hemorragia Subaracnoide

Caracteriza-se pelo extravasamento de sangue extra-axial no espaço subaracnoide. Para classificar a hemorragia subaracnoide se utilizam escalas como a de Fisher (Fig. 4-8) que varia de 1 (menos grave) a 4 (mais grave) e que foi inicialmente proposta para prever o risco de vasospasmo e déficit neurológico tardio seguido a uma hemorragia subaracnoide. Na Figura 4-8a ilustramos uma paciente feminina de 52 anos que teve um quadro de HSA secundária na artéria comunicante anterior, cuja a tomografia de crânio inicial demonstrou-se sem sinal de sangramento, classificada como grau I. Em outros exemplos ilustramos grau II quando existe uma lâmina de sangramento intracerebral caracterizada como < 1 mm (Fig 4-8b) e grau III se a lâmina de sangramento for maior que 1 mm. Algumas vezes o sangramento grau III é difícil de ser diferenciado do grau IV que se caracteriza por ser intraparenquimatoso como o caso ilustrado na Figura 4-8d. Outra categoria pertencente ao grau V é quando o sangramento é intraventricular que pode ser isolado (Fig. 4-8e) ou acompanhado de hemorragia difusa (Fig 4-8f).

Hemorragia Subdural

A presença de hemorragia subdural relacionada com o aneurisma é uma ocorrência rara; no entanto, foi relatada pela primeira vez por Hasse, em 1855, em conjunto com o patologista Virchow (1821-1902). A frequência de hemorragia subdural na convexidade relacionada com o aneurisma cerebral é estimada em 0,5-8% dos casos de hemorragia intracraniana com base em relatos de casos, pequenas séries clínicas e séries de necrópsia. A maioria dos relatos de casos descreve a ruptura aneurismática resultante de artérias da circulação anterior particularmente da artéria comunicante posterior. Outras localizações também são mais raras (Fig 4-9). A circulação vertebral ou posterior é menos citada, porque a ocorrência de hemorragia subdural na fossa posterior é rapidamente fatal, como frequentemente demonstrado por casos de necrópsia. Uma das causas prováveis encontradas é pensada ser causada por traumatismo craniano, o que pode causar a ruptura de veias superficiais cerebrais ou corticais. As malformações arteriovenosas, o abuso de cocaína, metástase dural, coagulopatia, meningioma localizado e ruptura de uma artéria cortical localizada perto da região silviana são outras causas prováveis. Alguns fatores de risco foram descritos, como sexo, idade, tabagismo, hipertensão, cefaleia sentinela, localização do aneurisma (aneurisma na artéria comunicante posterior) e presença de hemorragia intracerebral no momento da ruptura.

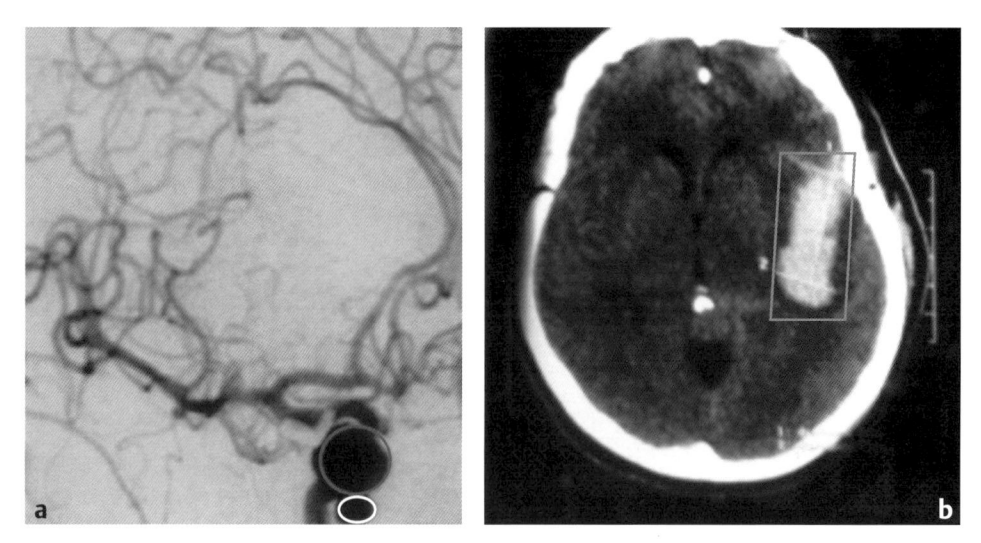

Fig. 4-7. (a e b) Ruptura aneurismática demonstrando uma hemorragia intraparenquimatosa no lobo temporal esquerdo. Observe a pequena área de *bleb*/dissecção na parte inferior do aneurisma provavelmente responsável pelo sangramento (retângulo).

I	II	III	IV		
Ausência de hemorragia visível	Lâmina de hemorragia < 1 mm	Lâmina de hemorragia > 1 mm	Hemorragia intracerebral	Hemorragia ventricular	Hemorragia ventricular + hemorragia difusa
a	b	c	d	e	f

Fig. 4-8. (a-f) Escala de graduação de Fisher ilustrada.

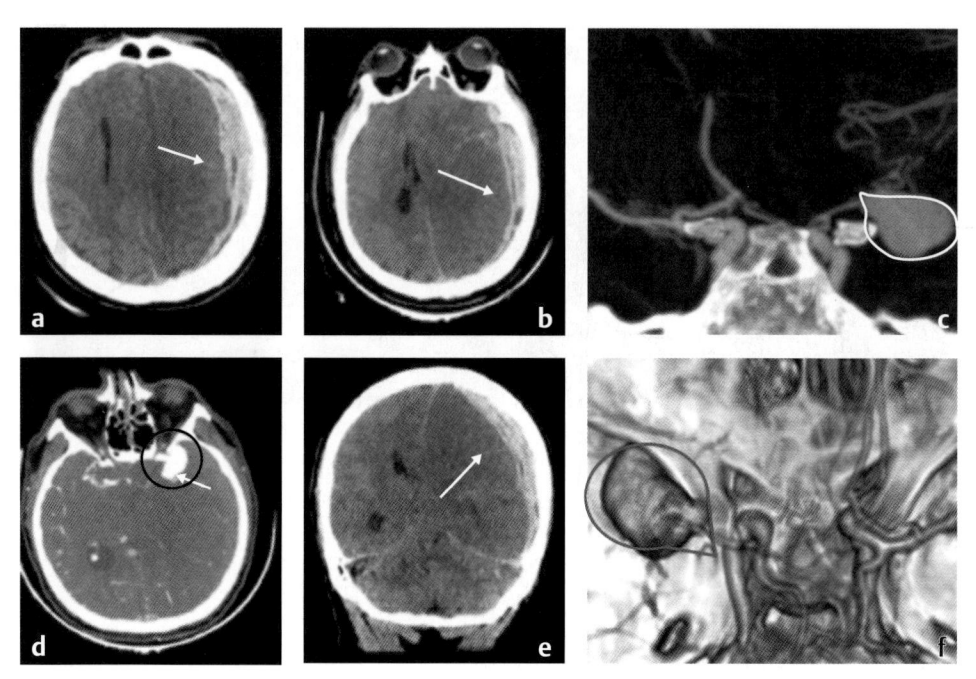

Fig. 4-9. (**a** e **b**) Cortes axiais de TC mostrando o hematoma subdural que se estende à superfície cortical frontotemporoparietal. (**c** e **d**) Reconstrução tridimensional da angioTC demonstrando o aneurisma decorrente do segmento da ACI; seta apontando o aneurisma da artéria cerebral média gigante. (**e**) Cortes coronais de TC que mostram a extensão do hematoma subdural na convexidade parietal. (**f**) Reconstrução tridimensional da angioTC demonstrando o aneurisma decorrente do segmento da ACI.

Hidrocefalia

Caracteriza-se pelo acúmulo de líquido dentro do crânio levando à dilatação ventricular. A incidência não é bem conhecida, as estimativas variam entre 6 e 67% dos casos. Pode ocorrer precocemente (agudamente nos primeiros 3 dias) ou tardiamente (mais de 2 semanas). O reconhecimento é principalmente com base em técnicas radiológicas com medida dos índices de bicaudados e o índice de bicaudado relativo (Fig. 4-10a). Ainda assim, as formas dos ventrículos dilatados em pacientes são diferentes, e supõe-se que é mais preciso medir o volume de ventrículos e calcular a taxa de dilatação. Conforme observamos na Figura 4-10b-e, muitas vezes vários fatores, como qualidade das imagens, decorrentes, às vezes, de pacientes pouco colaborativos que se movimentam e outros fatores dificultam a determinação da hidrocefalia por esse método. A ressonância magnética fornece muito mais detalhes sobre se, ou não, e como o parênquima cerebral é afetado pela dilatação ventricular. Além disso, podemos observar precisamente a morfologia do aqueduto cerebral e a dinâmica do líquido cefalorraquidiano e, posteriormente, saber se está bloqueado ou estenosado.

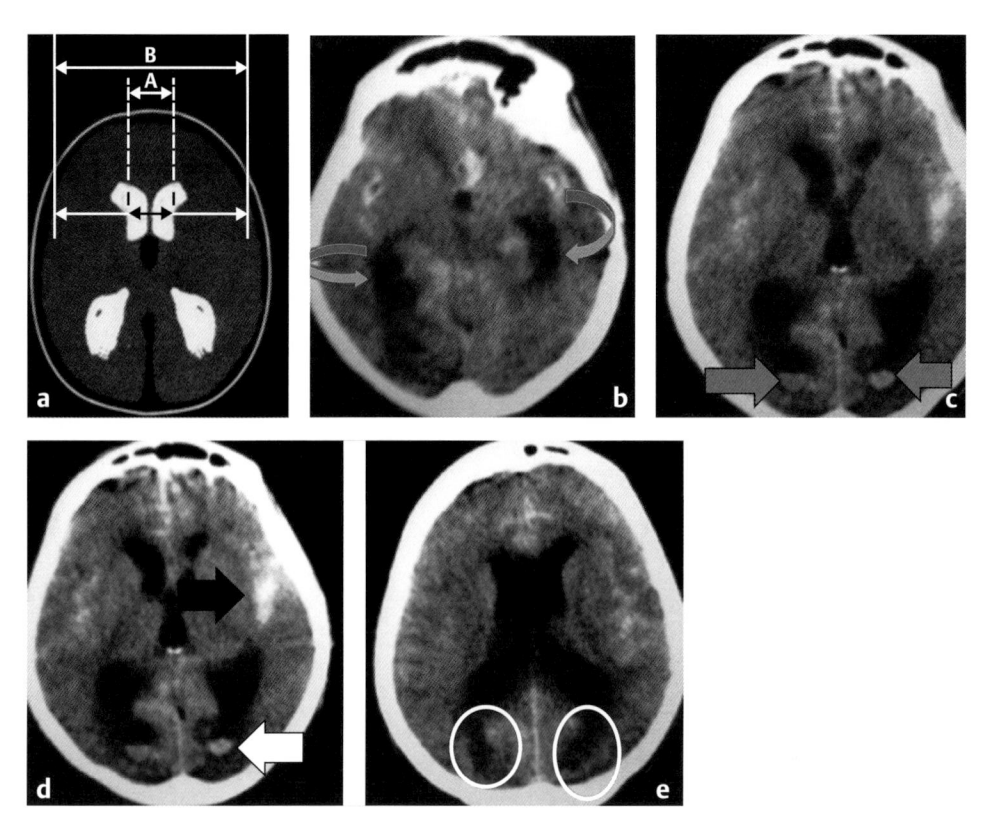

Fig. 4-10. (a) Imagem simula como calcular o índice bicaudado, ou seja, a gravidade da hidrocefalia. O segmento "A" é a distância entre os núcleos caudados e "B" está no mesmo nível da largura do cérebro, e *ratio* A/B do respectivo grupo de idade, ou seja, índice caudado bilateral relativo. (b-e) Imagens axiais de TC evidenciando dilatação ventricular supratentorial. (b) Setas curvas demonstram abaulamento dos cornos temporais dos ventrículos. (c) Setas demonstram presença de hemorragia intraventricular. (d) Seta preta demonstra área hiperdensa na fissura silviana esquerda e seta branca sangue intraventricular. (e) Demonstra áreas de transudação ependimária.

Vasospasmo

É uma condição reversível que se caracteriza com a diminuição de calibre das artérias no espaço subaracnoide com consequente diminuição do fluxo sanguíneo cerebral nas áreas perfundidas pelo vaso comprometido e resultando em sintomas isquêmicos, infarto e suas sequelas. É visto em 40-70% dos pacientes com hemorragia subaracnoide em imagens vasculares (angioCT e angiografia convencional) sob forma de alteração do calibre vascular normal, resultando em estreitamento dos grandes vasos (Fig. 4-11). Cada vez mais, também, está-se tornando evidente que os vasos de pequeno calibre que estão em contato com o sangue do líquido cefalorraquidiano também são reduzidos – até 15 micrômetros – muito pequeno para ser visualizado na angiografia, e muito menos em angioTC–angioRM.

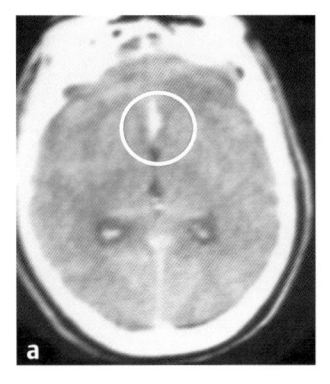

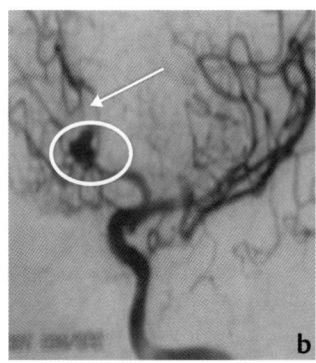

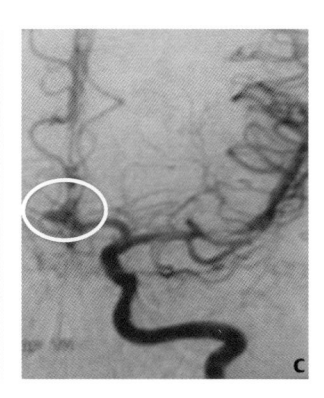

Fig. 4-11. (a) Imagem tomográfica axial mostrando hiperdensidade na linha média (circulado).
(b e c) Incidências lateral e AP da carótida interna mostrando severo vasospasmo (seta) associado à hemorragia subaracnoide.

ESTUDOS TRIDIMENSIONAIS

Nessa modalidade destacam-se a angiografia por tomografia e a por ressonância magnética. Outros estudos são os estudos com técnicas computacionais, como o estudo computacional de fluxo e outros.

Angiotomografia (angioTC)

A angioTC ou angiografia por TC dos vasos cerebrais e relacionados tem-se tornado uma ferramenta de diagnóstico com alto desempenho por causa de seus recenes refinamentos na sua resolução espacial e temporal. Em comparação à angiografia convencional, angioTC tem a vantagem de ser um método não invasivo, com menos morbidade. Além disso, é menos doloroso, rápido, não requer sedação e é especialmente útil no caso de pacientes que necessitem intervenção cirúrgica urgente. No entanto, envolve radiação e requer injeção de grandes quantidades de meios de contraste. Um preparo do paciente é necessário (avaliação da função renal) e ter excluídas as condições contraindicadas para a administração intravenosa de meios de contraste. Tem uma sensibilidade aceitável, especialmente para o diagnóstico do aneurisma responsável pela hemorragia subaracnoide. É frequentemente um exame de primeira escolha no caso de hemorragia subaracnoide, mas, como o valor preditivo negativo ainda permanece baixo, uma angiografia convencional por fluoroscopia deve ser realizada após uma angioTC negativa.

A avaliação do polígono de Willis e vasos cervicais é bastante útil por ter uma definição excelente comparável à angiografia convencional (Fig 4-12). Um dos inconvenientes é que não se pode controlar o tempo venoso, e, na fase arterial, há frequentemente a contaminação de veias que pode ser reduzida, mas não completamente evitada, já que a injeção de contraste é feita no lado venoso (Fig 4-12d).

Para a avaliação aneurismática morfológica (tamanho, forma, colo ou relação com as artérias vizinhas), estudos sugerem que as reconstruções do tipo PIM são muito menos precisas do que as RVs. Outros estudos dizem que as reconstruções MPR produzem resultados que são comparáveis à angiografia convencional. Os achados radiológicos mais relevantes identificados nos exames vasculares durante a investigação além dos próprios aneurismas cerebrais são entre outros: anomalias, tortuosidades irregularidades na vasculatura cerebral, como fenestrações e diferentes configurações vasculares, variantes anatômicas, como aplasia ou hipoplasia vascular. Embora essas variações sejam aparentemente de baixa clínica significância, são frequentemente associadas a aneurismas cerebrais, e o verdadeiro papel ainda não é bem conhecido.

Angiorressonância (angioRM)

A angioRM ou angiografia por RM dos vasos cerebrais e relacionados é bastante utilizada nos casos de rastreio aneurismático em pacientes sem suspeita de hemorragia subaracnoide. Pois o seu desempenho no diagnóstico dos aneurismas rotos é ainda controverso. Também é amplamente utilizada para o acompanhamento aneurismático na detecção de recanalização após o tratamento. A técnica mais extensamente utilizada é TOF tridimensional (Fig 4-1). Artefatos que afetam o sinal e a resolução, além de fatores, como tamanho do aneurisma e a sua localização (algumas localizações como os aneurismas carotídeos e da artéria pericalosa

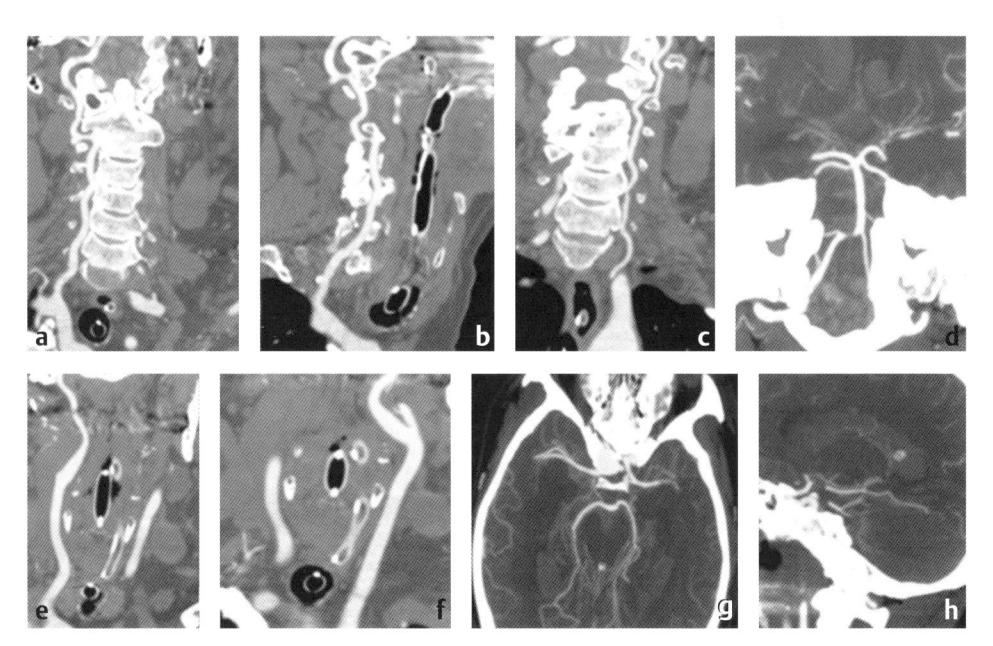

Fig. 4-12. (**a** e **b**) Imagens coronal e sagital de angioTC 3D da artéria vertebral direita. (**c**) Imagem coronal da artéria vertebral esquerda. (**d**) Imagem coronal do artéria basilar e ramos. (**e** e **f**) Imagens coronais das carótidas. (**g** e **h**) Imagens axial e sagital do polígono de Willis.

tendem ser mais difíceis de detectar), e, no caso de hemorragia subaracnoide, a presença do sangue nas fases aguda e subaguda podem dificultar a visualização.

Angiografia Cerebral Convencional

O conceito de angiografia cerebral por cateterismo arterial foi introduzido pelo médico Egaz Moniz, em 1921. Contudo, apenas após a introdução da técnica de punção da artéria femoral pelo médico Seldinger e mais recentemente dos métodos digitais de fluoroscopia, a angiografia convencional passou a ser considerada o padrão ouro no diagnóstico por imagem para a doença neurovascular. Posteriormente, as novas técnicas de pós-processamento modernas acopladas com diversos métodos bastante sofisticados têm sido usadas para estudar as características anatômico-morfológicas dos vasos e do aneurisma. Os equipamentos modernos de angiografia cerebral permitem realizar sequências rotacionais e uma análise minuciosa da anatomia vascular de cada vaso estudado (Fig 4-13). Mas, principalmente, a capacidade de prever as dificuldades na terapêutica, o que é considerado extremamente informativo para os neurocirurgiões ou aos neurorradiologistas intervencionistas, é que faz com que angiografia seja ainda bastante empregada no diagnóstico dos aneurismas cerebrais.

Apesar se ser um método bastante seguro, a angiografia cerebral não é livre de complicações, e esses riscos, principalmente, são decorrentes de problemas técnicos que podem ser operatório-dependente, mas também se relacionam com a idade do paciente e de comorbidades médicas relacionadas com os vasos. Outas

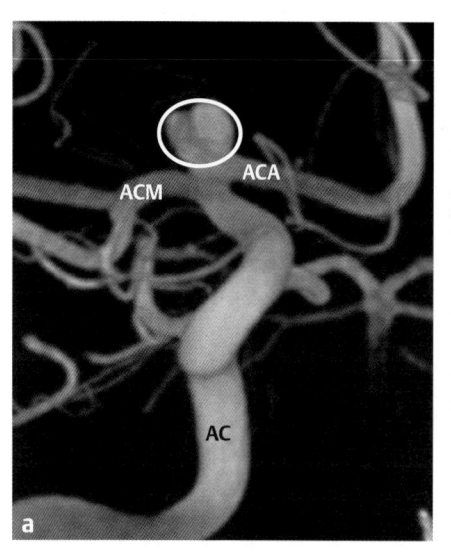

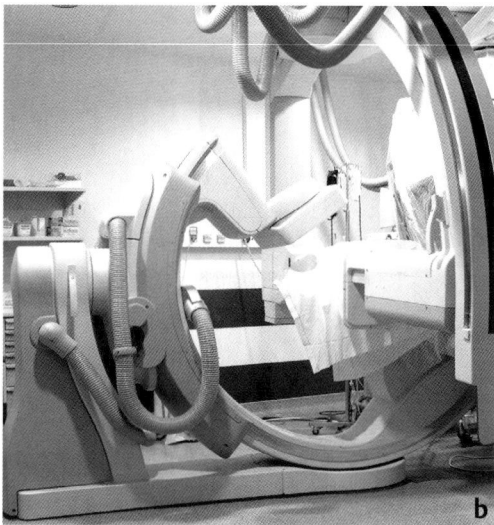

Fig. 4-13. (a) Imagem 3D rotacional de um aneurisma da bifurcação da artéria carótida interna direita.
(b) Figura ilustrando um angiógrafo biplanar convencional. AC, artéria carótida, ACM, artéria cerebral média, ACA, artéria cerebral anterior.

complicações podem ser decorrentes de efeitos embólicos e de efeitos neurotóxicos do contraste usado. As lesões relacionadas com cateter no local da punção estão próximas de 0,2%, com mortalidade estimada em 0,02%. As reações alérgicas ao meio de contraste ocorrem em cerca de 2% dos casos, enquanto a incidência geral de déficits neurológicos é de cerca de 1%. O estudo angiográfico cerebral da anatomia e da patologia vascular antes e após qualquer intervenção terapêutica pode ser um componente importante, dependendo do protocolo de cada instituição, podendo ser parte essencial no planejamento cirúrgico. Apesar dos avanços, certos detalhes importantes no planejamento cirúrgico parecem não poderem ser definidos com exames não invasivos.

No quadro de ruptura aneurismática, a excelente resolução espacial permite a análise detalhada dos vasos do arco aórtico, do polígono de Willis e dos aneurismas cerebrais (Figs 4-14, 4-15 e 4-16). O exame deve ser realizado no primeiro momento possível em um paciente com diagnóstico de hemorragia subaracnoide não traumática. Em razão do alto risco (4%) de ressangramento nas primeiras 24 horas, a angiografia precoce permite uma maior agilidade na decisão terapêutica e no prognóstico do paciente.

As Figuras 4-14 e 4-16 demonstram sequências convencionais angiográficas obtidas a partir da injeção contrastada dos vasos supra-aórticos na investigação

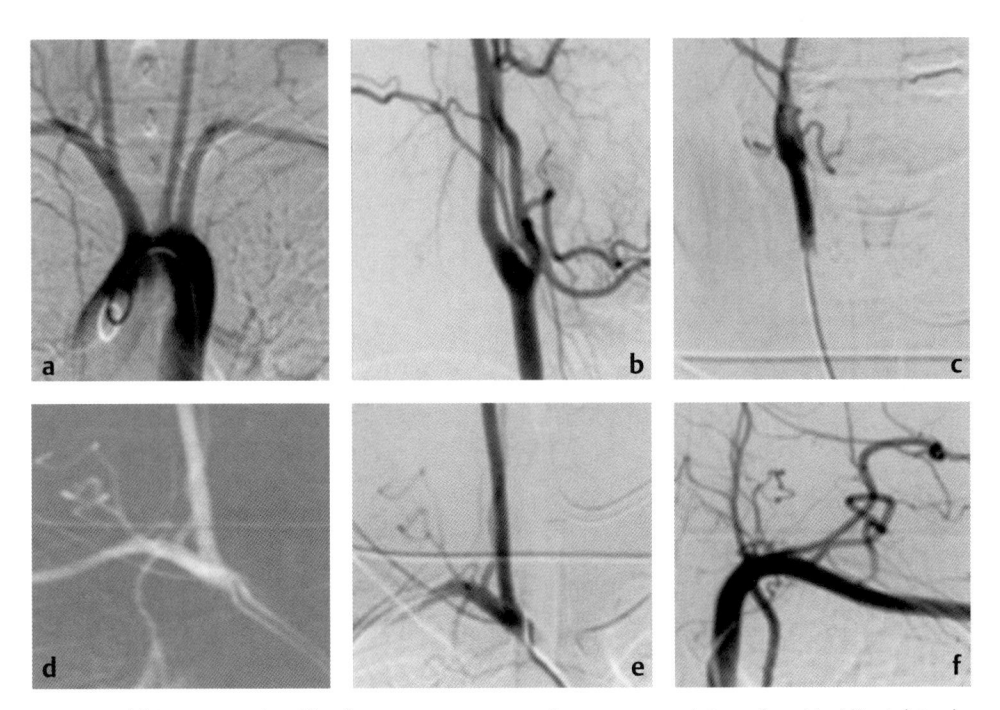

Fig. 4-14. (**a**) Imagem angiográfica de aortograma mostrando vasos supra-aórticos. (**b** e **c**) Incidência lateral da carótida direita. (**d-f**) *Road map* e incidência AP do tronco braquiocefálico.

dos aneurismas cerebrais. Um estudo dos quatro cerebrais e das artérias carótidas externas, incluindo imagens seletivas de cada vaso, é realizado. No exemplo da Figura 4-16a observa-se uma pequena estenose não significativa na artéria carótida. Variações anatômicas também podem ser observadas na Figura 4-16c e d. Não se evidenciou aneurismas nesse primeiro estudo. Em 15 a 20% dos casos de HSA subsequente à ruptura de um aneurisma, a causa não foi identificável, mesmo após dois ou mais estudos angiográficos. Tais casos são denominados "hemorragia subaracnoide não aneurismática" que existem em dois grupos com base na distribuição do sangue observada na TC cerebral, realizada nas primeiras 24 horas após a ocorrência clínica do íctus. A HSA perimesencefálica apresenta uma distribuição do sangue nas cisternas perimesencefálicas anteriores ao tronco cerebral, que pode se estender até a cisterna *ambiens* e as partes basais das fissuras silvianas. Um segundo padrão da HSA não perimesencefálica tem uma distribuição mais difusa do sangue, que ultrapassa as regiões referidas.

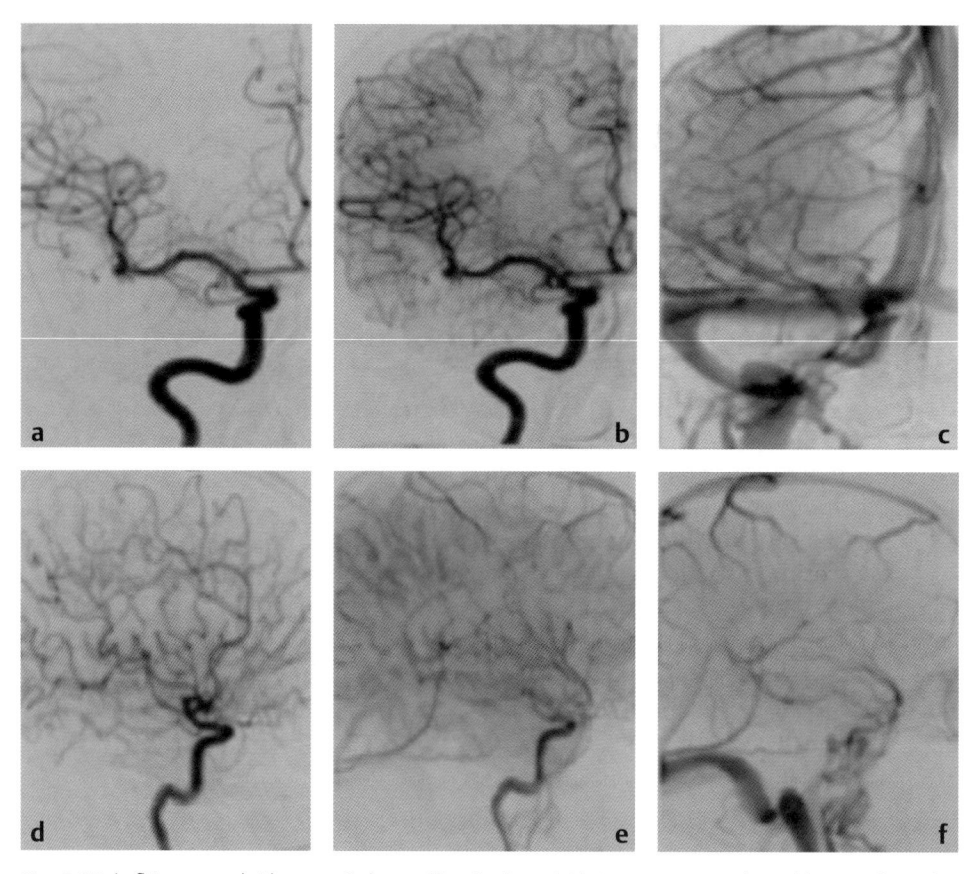

Fig. 4-15. (a-f) Imagens obtidas a partir da opacificação da carótida interna mostrando as diferentes fases do estudo angiográfico convencional.

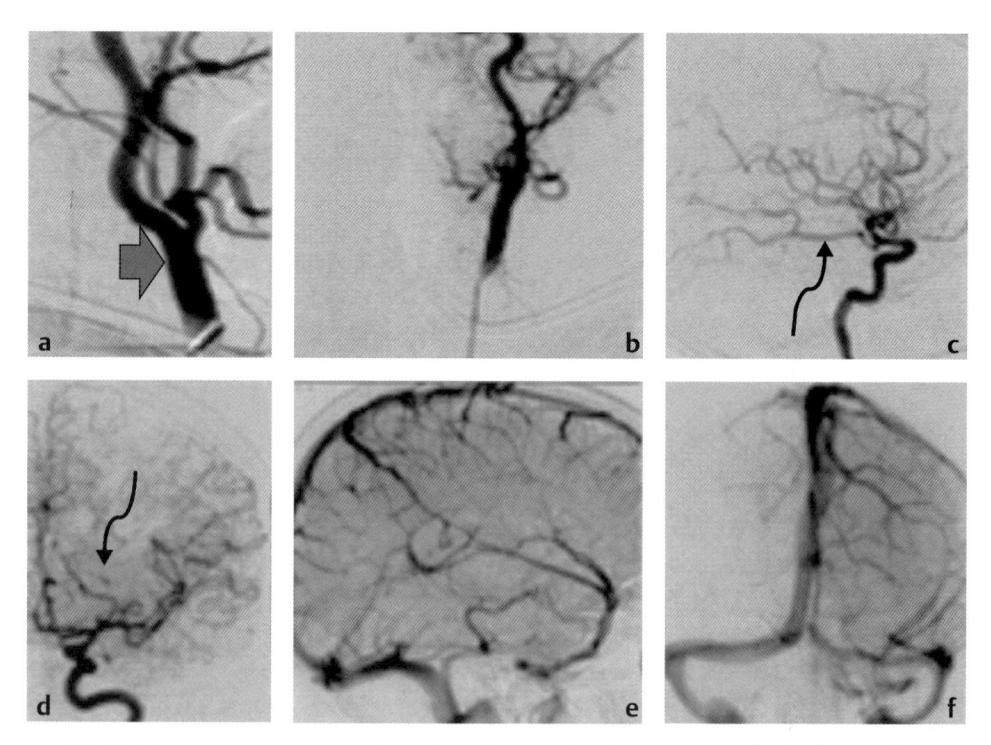

Fig. 4-16. (a-f) Imagens obtidas a partir da opacificação da carótida interna mostrando as diferentes fases do estudo angiográfico convencional.

ESTUDOS DE ULTRASSOM

Os estudos ultrassonográficos dos vasos cerebrais começaram a ser utilizados na década de 1950, mas somente 20 anos depois as técnicas de fluxometria foram refinadas e popularizadas. Técnicas indiretas se desenvolveram, e abandonadas, permanecendo as técnicas diretas conhecidas como dúplex ultrassom com análise pulsátil. O estudo dúplex Doppler é frequentemente utilizado no estudo das artérias carótidas. No entanto, anos mais tarde, o estudo com Doppler transcraniano foi introduzido por Aaslid no Departamento de Neurocirurgia em Bern, uma técnica não invasiva de monitoramento para avaliar a hemodinâmica do fluxo sanguíneo cerebral na vasculatura nos principais vasos do polígono de Willis. Tem várias aplicações clínicas, mas é particularmente utilizada na avaliação do aparecimento, da gravidade e do tempo de vasoconstrição ou vasospasmo causado pela hemorragia subaracnoide.

O estudo do Doppler transcraniano é feito por quatro janelas acústicas que proporcionam acesso à circulação intracraniana: transtemporal, transsorbital, transforaminal e submandibular (Fig. 4-17). A abordagem transtemporal permite três janelas: anterior, média e posterior que permitem a identificação e amostragem

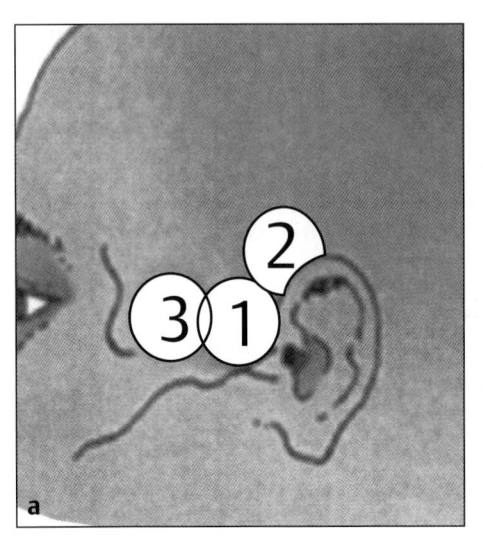

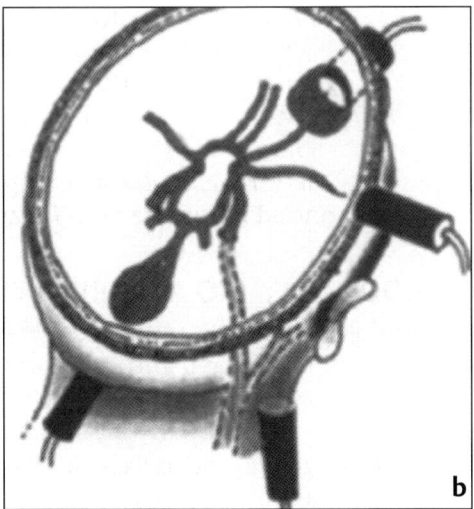

Fig. 4-17. (a) Imagem esquemática das janelas da abordagem transtemporal Doppler transcraniano. (b) Principais localizações de posicionamento do transdutor transcraniano.

precisa do vaso, o conhecimento e a direção do fluxo sanguíneo, a relação dos vários padrões de fluxo entre si e as manobras comuns de compressão e oscilação dos vasos cerebrais. Os achados de maior valor na interpretação do exame são a velocidade média (Vm) de fluxo, obtida no registro, e o índice de pulsatilidade (IP), que é o grau de variabilidade da velocidade máxima de fluxo que ocorre durante as diferentes fases do ciclo cardíaco, refletindo a resistência periférica do órgão suprido pela artéria analisada (normalmente baixa no caso da circulação intracraniana). Os valores médios normais de velocidade de fluxo nas principais artérias são: ACM: 41-67 cm/s; ACA: 36-64 cm/s; ACP: 31-49 cm/s; ACI: 30-54 cm/s; AV: 27-45 cm/s; AB: 80-110 cm/s. Uma correlação entre a diminuição de diâmetro dos ramos proximais das artérias cerebrais e um aumento da velocidade de fluxo > 2× corresponderiam a um estreitamento arteriográfico superior a 50%. As velocidades de fluxo aumentam progressivamente entre o terceiro e o oitavo dia após a ruptura aneurismática, alcançando um pico entre o sétimo e o décimo-quinto dia, podendo permanecer elevadas por quatro semanas ou mais. O aumento é, em geral, bilateral e acomete várias artérias, sendo geralmente maior ipsolateralmente ao aneurisma roto e nas regiões onde há maior quantidade de sangue no espaço subaracnoide. No entanto, o vasospasmo arterial pode afetar os ramos proximais e distais das artérias cerebrais que podem coexistir com hidrocefalia, edema e infarto.

Uma avaliação quantitativa e qualitativa dos achados do Doppler transcraniano deve ser individualizada. Avaliações diárias podem detectar alterações consideráveis de Vm/IP que devem estar relacionadas com a condição do paciente, medicação, pressão arterial, evolução etc. O vasospasmo proximal em qualquer artéria intracraniana em elevação focal ou difusa de velocidades sem aumento paralelo de velocidade focal nas artérias extracranianas (taxa do vaso intracraniano/extracraniano > 3). O vasoespasmo distal em qualquer artéria cerebral pode produzir um fluxo pulsátil focal (IP ≥ 1,2), indicando aumento da resistência. Achados adicionais podem incluir mudanças diárias na velocidade, proporção e IPs em qualquer momento durante as primeiras duas semanas, mas particularmente pronunciadas durante os 3-7 dias críticos após o início da HSA.

ESTUDOS DE FLUXO ANEURISMÁTICO

Os estudos de fluxo aneurismático até o presente estão disponíveis somente ao nível de pesquisas ou se encontram em fase de validação com poucos centros neurorradiológicos ainda dispondo dessa tecnologia. Existem diversos tipos de técnicas de estudo do fluxo da hemodinâmica cerebral e aneurismática. Os mais conhecidos são os modelos experimentais computacionais tridimensionais com técnicas de mecânica de fluidos (Fig. 4-18). O estudo do fluxo dinâmico a partir das imagens dos aneurismas intracranianos teoricamente poderia fornecer informações sobre os eventos hemodinâmicos e auxiliar na estratégia do diagnóstico e tratamento. A mesma tecnologia já é amplamente utilizada em outras áreas, como engenharia mecânica e da indústria automotiva.

Com a melhoria do poder da computação na dinâmica dos fluidos, simulações numéricas têm ganhado em velocidade e precisão. A combinação de técnicas de processamento de imagem avançadas e modelagem geométrica permite a avaliação hemodinâmica detalhada dos aneurismas a partir de modelos de silicone. Objetivamente mensurações das alterações no fluxo sanguíneo induzidos pelos *stents* modificadores de fluxo em aneurismas cerebrais *in vitro* são feitas com a reprodução de um ou mais *stents* implantados na artéria principal. A estimação dos efeitos do fluxo com específica geometria aneurismática, avaliando os efeitos hemodinâmicos sobre o fluxo na artéria principal e seus ramos, como valores de velocidade e pressão, e seus parâmetros, como força de cisalhamento (Fig. 4-18b), vorticidade (circulação), helicidade (rotação) e oscilação no cisalhamento, e outros índices, é feita. Observe na Figura 4-18b as áreas com maior força de cisalhamento (áreas avermelhadas) demonstradas próximo do colo do aneurisma e bifurcação de vasos.

Os primeiros estudos *in vitro* estudando o fluxo aneurismático foram realizados com artérias de ratos utilizando técnicas angiográficas ou por ressonância magnética com injeção de produtos de contraste (partículas fluorescentes), que permitiam a visualização direta do fluxo: uma visualização do sangue fluindo em forma de espiral *in vivo*, ao nível das bifurcações arteriais proximais e distais na base do cérebro de roedores. Outros estudos incluíram medições de velocidade utilizando a técnica *Particle Image Velocity* que permite a reconstrução dos vetores de velocidade dentro de um campo de fluidos. No entanto, estudos comparativos a simulações numéricas e dados clínicos de modelos com *stent* e sem

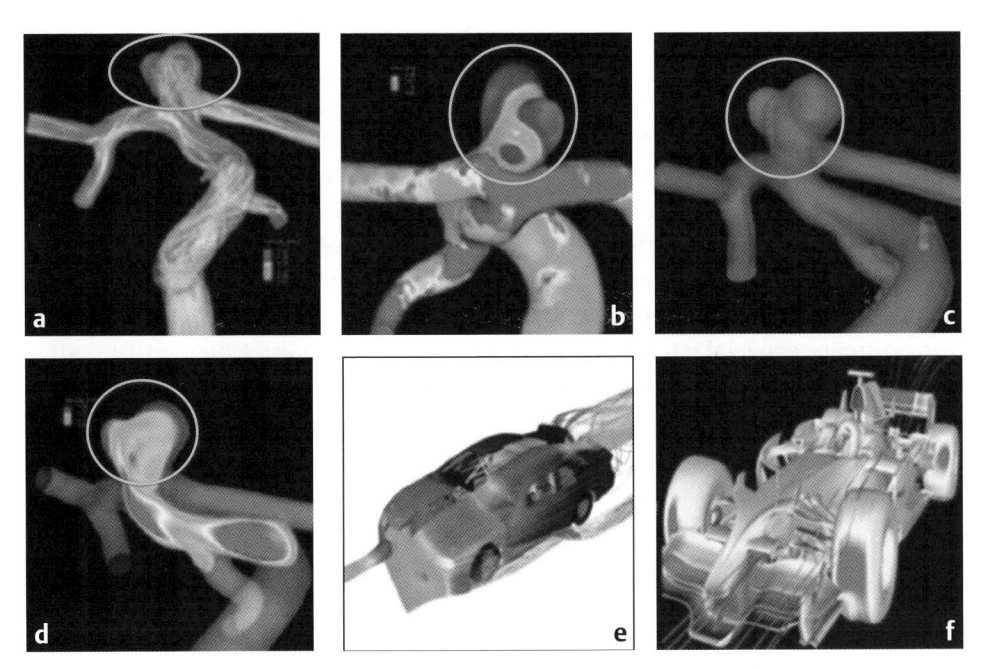

Fig. 4-18. (a-d) Imagens de estudo de fluxo computacional aneurismática (círculo) e vasos parentes. (e e f) Imagens de estudo da mecânica dos fluidos na indústria automobilística.

stent utilizando o ciclo cardíaco parecem mais viáveis. Comparações entre alterações na morfologia aneurismática, como ângulo de entrada da parede lateral do aneurisma cerebral e as forças de cisalhamento máxima que atuam sobre o lado da extremidade distal do aneurisma e no interior do aneurisma, parecem aumentar com alteração do tamanho do aneurisma, destacando a importância da geometria do aneurisma no estudo do fluxo dinâmico.

Outros métodos utilizados têm sido a velocimetria por imagem de partículas que foi utilizada com o uso de *stents* em modelos de aneurismas cerebrais localizados em bifurcações. Eles demonstraram que uma redução na amplitude do escoamento giratório ou vorticidade nas bifurcações logo após é seguida da introdução de dois a três *stents*. Simulações numéricas também foram realizadas para avaliar a forma como os *stents* podem ser otimizados para melhorar a sua capacidade para desviar o fluxo e, por conseguinte, reduzir o risco de ruptura, efeitos do *stent* endovascular no fluxo do aneurisma, a força de atrito sobre a pressão e o valor do cisalhamento oscilatório. O *stent* parece mudar a hemodinâmica local, e diferenças significativas nos padrões de valores do fluxo e da pressão foram observadas e quantificadas. Outros autores têm criado ferramentas para gerenciar as dificuldades com a colocação do *stent* e a geometria vascular do aneurisma.

Estudos com base na angiorressonância magnética para analisar modelos de aneurismas específicos em condições de fluxo constante também têm sido feitos. Descobriram que nas pequenas diferenças na distribuição do campo de velocidade e dos valores médios de velocidade entre as duas técnicas, a precisão dependia do tamanho da artéria e do posicionamento do plano de medição. A vantagem da ressonância magnética avaliando as características hemodinâmicas é por ser de alta resolução. Na simulação numérica do fluxo dinâmico, um perfil de velocidade espacial e temporal é medido em três direções pelas sequências tridimensionais. A resolução da imagem é limitada em determinados vasos de muito pequeno calibre, como a artéria oftálmica ou artéria comunicante posterior, que não podem ser bem visualizadas na ressonância magnética. No entanto, as resoluções espacial e temporal das imagens da ressonância magnética podem ser melhoradas, aumentando o tempo de aquisição.

Contudo, acredita-se que a qualidade das imagens médicas para a reprodução da geometria vascular ganhou com muita precisão e também simula o fluxo do aneurisma com eficácia. Teoricamente, além da estimativa do funcionamento dos *stents* modificadores de fluxo ou *flow diverters*, muitas outras aplicações são previstas como a estimativa da recanalização-recorrência aneurismática após *coiling*, o estudo da estagnação e do fluxo complexo nos aneurismas rotos. Logo o estudo hemodinâmico parece ser a chave para o entendimento dos aneurismas cerebrais.

LEITURAS SUGERIDAS

Augsburger L, Reymond P, Fonck E, Kulcsar Z, Farhat M, Ohta M, et al. Methodologies to assess blood flow in cerebral aneurysms: current state of research and perspectives. *J Neuroradiol*. 2009 Dec;36(5):270-7.

Baron EP, Hui FK, Kriegler JS. Case Report of Debilitating Headaches and a Coexisting Ophthalmic Artery Aneurysm: An Indication for Treatment? *Headache*. 2016 Mar;56(3):567-72.

Bonfield M, Gardner A. Posterior communicating artery aneurysm rupture mimicking apoplexy. *Surg Neurol Int*. 2011;2:169.

Brainin M. Finding silent cerebral aneurysms: the importance of doing nothing. *J Neurol Neurosurg Psychiatry*. 2006 Jun;77(6):713.

Chalhoub V, Abi-Rafeh L, Hachem K, Ayoub E, Yazbeck P. Intracranial aneurysm and recessive polycystic kidney disease: The third reported case. *JAMA Neurol*. 2013 Jan;70(1):114-6.

Chang Y,Hyuk, Hwang S. A Case of Cerebral Aneurysmal Subarachnoid Hemorrhage in Fabry's Disease. *J Korean Neurosurg Soc*. 2013 Mar;53(3):187.

Chen S, Luo J, Reis C, Manaenko A, Zhang J. Hydrocephalus after Subarachnoid Hemorrhage: Pathophysiology, Diagnosis and Treatment. *Biomed Res Int*. 2017 Mar;08:1-8.

Cianfoni A, Pravatà E, De Blasi R, Tschuor CS, Bonaldi G. Clinical presentation of cerebral aneurysms. *Eur J Radiol*. 2013 Oct;82(10):1618-22.

Conway JE, Hutchins GM, Tamargo RJ. Marfan syndrome is not associated with intracranial aneurysms. *Stroke*. 1999 Aug;30(8):1632-6.

Dagi TF. Neurosurgery and the introduction of cerebral angiography. *Neurosurg Clin N Am*. 2001 Jan;12(1):145.

de Gast AN, van Rooij WJ, Sluzewski M. Fenestrations of the anterior communicating artery: incidence on 3D angiography and relationship to aneurysms. *AJNR Am J Neuroradiol*. 2008 Fev;29(2):296-8.

Evans RW. Incidental Findings and Normal Anatomical Variants on MRI of the Brain in Adults for Primary Headaches. *Headache*. 2017 May;57(5):780-91.

Fisher RG. Cerebral vasospasm. Subarachnoid hemorrhage. *J Kans Med Soc*. 1974 Jan;75(1):5-10.

Gölitz P, Struffert T, Knossalla F, Saake M, Ott S, Ganslandt O, et al. Angiographic CT with intravenous contrast injection compared with conventional rotational angiography in the diagnostic work-up of cerebral aneurysms. *AJNR Am J Neuroradiol*. 2012 May;33(5):982-7.

Hacein-Bey L, Provenzale JM. Current imaging assessment and treatment of intracranial aneurysms. *AJR Am J Roentgenol*. 2011 Jan;196(1):32-44.

Hasse KE. Die Krankheiten des Nervensystems In: Virchow R, editor. Handbuch der Speciellen Pathologie und Therapie. 1st ed. Erlanger; 1855. p. 404.

Jeong W, Rhee K. Hemodynamics of Cerebral Aneurysms: Computational Analyses of Aneurysm Progress and Treatment. *Computational & Mathematical Methods in Medicine*. 2012;01:1-11.

Kim HJ, Yoon DY, Kim ES, Lee HJ, Jeon HJ, Lee JY, et al. Intraobserver and interobserver variability in CT angiography and MR angiography measurements of the size of cerebral aneurysms. *Neuroradiology*. 2017 May;59(5):491-7.

Lau VI, Arntfield RT. Point-of-care transcranial Doppler by intensivists. *Crit Ultrasound J*. 2017 Oct;13;9(1):21.

Lieber BB, Stancampiano AP, Wakhloo AK. Alteration of hemodynamics in aneurysm models by stenting: influence of stent porosity. *Ann Biomed Eng*. 1997 May 19;25(3):460-9.

Luo S, Zhang LJ, Meinel FG, Zhou CS, Qi L, McQuiston AD, et al. Low tube voltage and low contrast material volume cerebral CT angiography. *Eur Radiol*. 2014 Jul;24(7):1677-85.

Marx JA, Rosen P. Rosen's Emergency Medicine - Concepts and Clinical Practice. Philadelphia, PA: Saunders; 2013.

Miyazaki M. Studies on cerebral circulation by the ultrasonic Doppler technique--with special reference to clinical application of the technique. *Prog Brain Res*. 1972;35:1-23.

Nowinski WL, Puspitasaari F, Volkau I, Marchenko Y, Knopp MV. Comparison of magnetic resonance angiography scans on 1.5, 3, and 7 Tesla units: a quantitative study of 3-dimensional cerebrovasculature. *J Neuroimaging*. 2013 Jan;23(1):86-95.

Orakdögen M, Emon ST, Somay H, Engin T, Is M, Hakan T. Vascular Variations Associated with Intracranial Aneurysms. *Turk Neurosurg.* 2017 May;27(6):853-62.

Robba C, Cardim D, Sekhon M, Budohoski K, Czosnyka M. Transcranial Doppler: a stethoscope for the brain-neurocritical care use. *J Neurosci Res.* 2018 Apr;96(4)720-30.

Saake M, Breuer L, Goelitz P, Ott S, Struffert T, Doerfler A. Flat detector computed tomography angiography with intravenous contrast application: feasibility for visualization of cerebral arterial vasculature. *J Neuroimaging.* 2013 Jul;23(3):414-20.

Sforza DM, Putman CM, Cebral JR. Computational fluid dynamics in brain aneurysms. *Int J Numer Method Biomed Eng.* 2012 Jun 20;28(6-7):801-8.

Tang Z, Jia A, Li L, Li C. Brief history of interventional radiology. *Zhonghua Yi Shi Za Zhi.* 2014 May;44(3):158-65.

Zhang B, Gu J, Qian M, Niu L, Ghista D. Study of correlation between wall shear stress and elasticity in atherosclerotic carotid arteries. *Biomed Eng Online.* 2018 Jan 16;17(1):5.

Zwiebel WJ, Strother CM, Austin CW, Sackett JF. Comparison of ultrasound and IV-DSA for carotid evaluation. *Stroke.* 1985;16(4):633-43.

MÉTODOS DE TRATAMENTO

Em perspectiva os aneurismas cerebrais podem ser responsáveis pelo quadro de hemorragia subaracnoide que se constitui como um significativo problema de saúde global com 50% de mortalidade. Sendo que 20-40% dos pacientes morrem em consequência de uma hemorragia inicial catastrófica antes de chegar ao hospital, e apenas 60% dos pacientes são admitidos no hospital em condições neurológicas razoáveis. Em contrapartida, a incerteza sobre a história natural e a evolução dos aneurismas cerebrais ainda permanece um dos principais desafios dentro dos aneurismas cerebrais. Logo fica claro que a descoberta de um ou mais aneurismas cerebrais ou quaisquer anormalidades relacionadas certamente mudará a vida de qualquer indivíduo. Não necessariamente porque o simples diagnóstico de um aneurisma cerebral, principalmente no que tange aos incidentais, significa que o aneurisma cerebral deva que ser obliterado, mas porque as opções de tratamento devem ser cuidadosamente consideradas (Fig. 5-1).

Como descreveremos em seguida no capítulo, uma análise inicial com uma detalhada estratificação de riscos para caracterizar se o aneurisma cerebral tem sinais de crescimento, se é roto ou não roto, se ainda é ou não sintomático tende a ser feita cada vez que depararmos com uma lesão aneurismática. Em resumo, cada situação tende a ser analisada individualmente estratificando os riscos e os benefícios de cada opção de tratamento, disponível até o momento, que estão descritos a seguir, e serão discutidos no decorrer deste capítulo:

- Tratamento por meio de cirurgia direta (microcirurgia com clipagem ou *trapping*) ou indireta (ligadura de vasos).
- Tratamento por técnicas endovasculares (*coiling* com micromolas; *stenting*, uso de líquido embólico).
- Tratamento observacional nos aneurismas não rotos ou terapia conservadora no caso de aneurismas rotos não passíveis de tratamento cirúrgico ou endovascular.

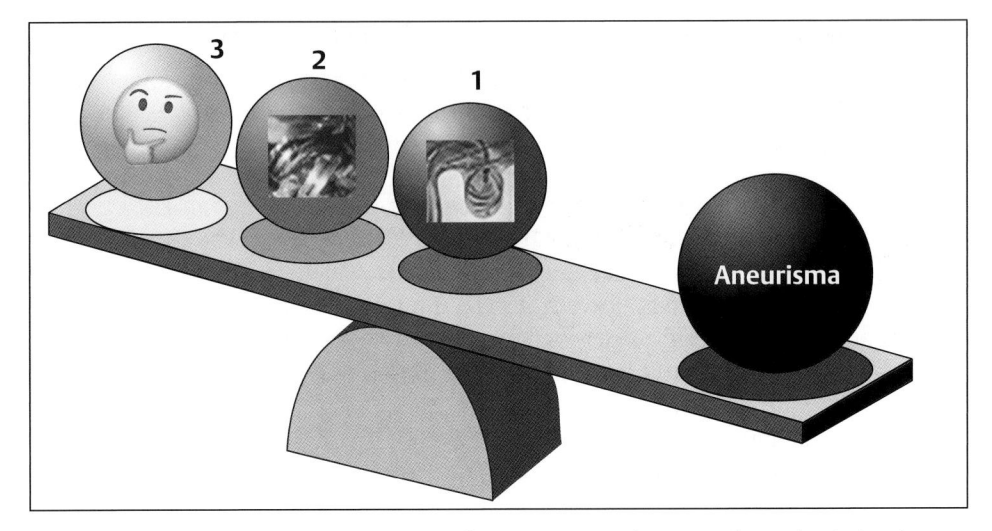

Fig. 5-1. Figura mostrando opções de tratamento dos aneurismas cerebrais: 1. endovascular, 2. cirurgia, 3. conservador.

No entanto, dada a complexidade de certos aneurismas podem ser necessárias técnicas endovasculares e cirúrgicas combinadas. Ainda assim, alguns aneurismas continuam desafiantes ao tratamento por qualquer técnica; estes incluem particularmente os aneurismas gigantes, fusiformes, com colo largo e de geometria complexa requerendo análise detalhada dos potenciais benefícios e riscos com cada método de tratamento escolhido.

ESTRATIFICAÇÃO DE RISCOS

Embora a seleção de testes feita por uma estratificação de riscos (Fig. 5-2) para a determinação da indicação ou não de tratamento tenha o objetivo imediato de identificar os aneurismas cerebrais rotos, buscando tratar ou prevenir a ruptura aneurismática, ao mesmo tempo determina se é responsável pelos sintomas do paciente e se o aneurisma cerebral tem sinais de crescimento. Outros potenciais-alvo em médio e longo prazos envolvidos com a história natural e resultados dos aneurismas cerebrais destacam-se como:

- Buscar o *screening* precoce individual e familiar.
- Otimização do tratamento médico e mudanças no estilo de vida.
- Encaminhamento para acompanhamento.
- Melhorar os resultados clínicos.
- Minimizar radiação e custos.
- Controlar complicações dos aneurismas cerebrais e de seu tratamento.

- Uso das novas tecnologias robóticas e de inteligência artificial.
- Determinar potenciais marcadores (parâmetros biológicos, morfológicos e hemodinâmicos) que possam auxiliar no processo de decisão terapêutica e em alguns casos na avaliação diagnóstica complementar.

Enquanto as decisões referentes aos principais alvos do tratamento permanecem comuns, mas desafiadoras para muitos clínicos, é um tema controverso para diretrizes práticas, uma vez que a maioria dos estudos é difícil de ser uniformizado, pois cada aneurisma cerebral parece ter um comportamento específico em um ambiente específico. Revisando os objetivos em médio e longo prazos, muitas situações precisam ser aprimoradas, como o *screening* genético e familiar, as campanhas de conscientização sobre os aneurismas cerebrais, as considerações atuais em Neuroimagem para melhor avaliar populações especiais e seu uso apropriado, incluindo as consequências de testes às vezes negligenciados, como

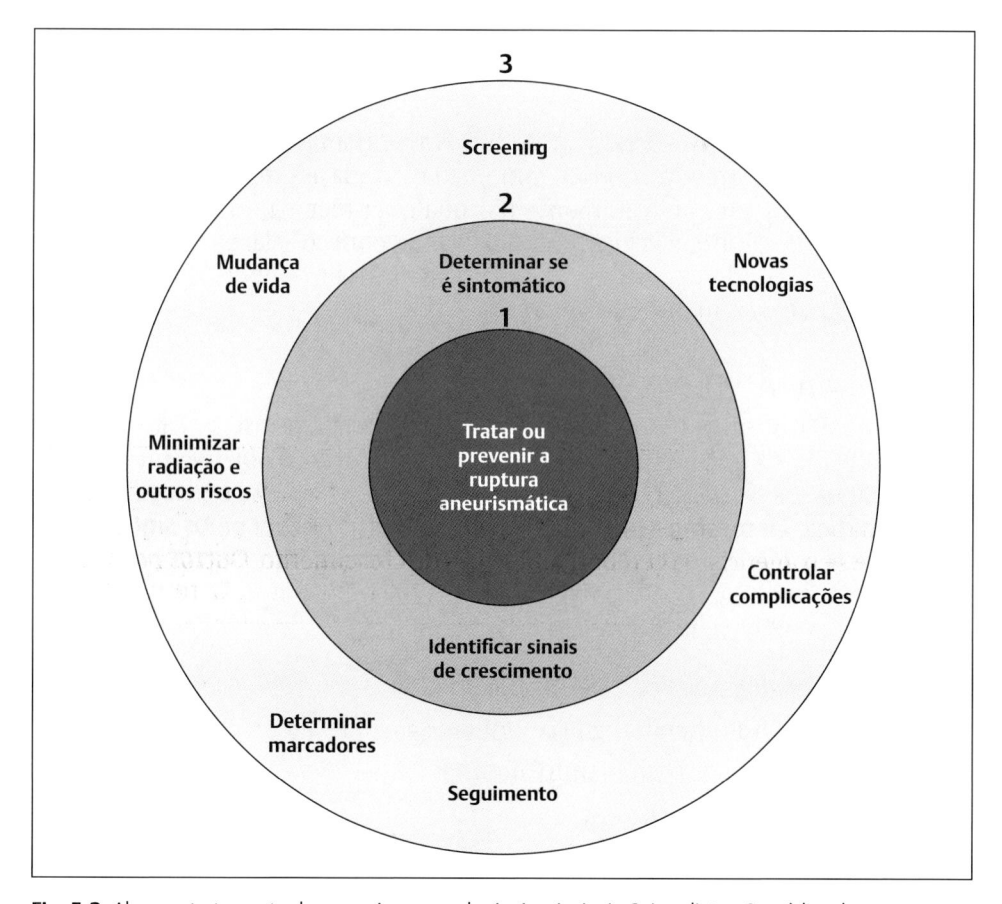

Fig. 5-2. Alvos no tratamento dos aneurismas cerebrais: 1. principais; 2. imediatos; 3. médio e longo prazos.

radiação e custo. Além disso, busca da melhoria dos resultados clínicos e cirúrgicos com a diminuição das complicações. Por fim, importante ter uma proposta prática de estratificação de riscos para uma abordagem unificada, incorporando as evidências mais recentes e as novas tecnologias, otimizando potenciais marcadores e criando novas estratégias com bases funcionais e anatômicas.

Marcadores Biológicos, Morfológicos e Hemodinâmicos

Apesar da heterogeneidade substancial dos aneurismas cerebrais, dos indivíduos acometidos e da própria circulação cerebral, a pesquisa de marcadores poderá melhorar a estratificação de risco em pacientes com aneurismas cerebrais. Embora ainda não existam marcadores estabelecidos, estudos com base na correlação de fatores biológicos e morfológicos têm sido feitos e poderão ser recomendados na rotina clínica em futuro próximo (Quadro 5-1). Os fatores de risco biológicos dos aneurismas cerebrais foram debatidos no Capítulo 2.

No que se refere a marcadores morfológicos e hemodinâmicos, as discussões atuais aplicam-se especificamente à morfologia dos aneurismas cerebrais relacionada com risco de ruptura particularmente no seu tamanho. Na Figura 5-3 os dois gráficos demonstram o padrão de crescimento e ruptura anualizados entre

Quadro 5-1. Marcadores Prognósticos

Morfológicos-hemodinâmicos	Biológicos
<ul><li>Tamanho</li><li>Colo</li><li>Localização</li><li>Bifurcações</li><li>Forma</li><li>Ângulo de inclinação</li><li>Variantes anatômicas</li><li>Atrito perianeurismático</li></ul>	**Psicossociais demográficos**<ul><li>Idade</li><li>Gênero feminino</li><li>Tabagismo</li><li>Drogas (cocaína)</li><li>Estados emocionais</li><li>Estresse</li></ul>
	Comorbidades fatores diretos<ul><li>Hipertensão arterial sistêmica</li><li>Coartação da aorta</li><li>Doenças do colágeno</li><li>Doenças hormonais</li><li>Hipercolesterolemia</li></ul>
	Outras comorbidades<ul><li>Câncer</li><li>HIV</li><li>Trauma craniano</li></ul>
	Fatores genético-hereditários<ul><li>Síndromes genéticas</li><li>Familiar de primeiro grau</li></ul>

MÉTODOS DE TRATAMENTO

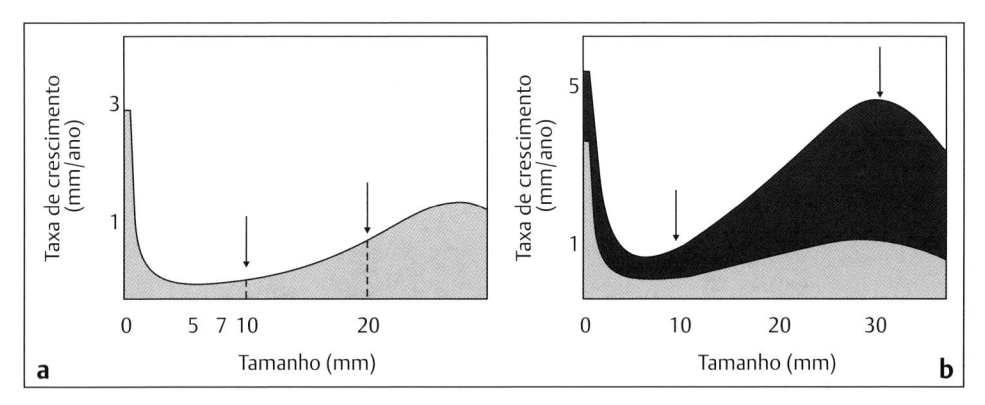

Fig. 5-3. (a) Gráfico mostrando as respectivas taxas de crescimento (mm/ano) correspondentes a cada diâmetro aneurismático (em mm). (b) Gráfico mostrando taxas de ruptura proporcionais ao tamanho.
Fonte: Adaptada de Jou & Mawad, 2009.

os aneurismas cerebrais. Observa-se que as taxas se correlacionam entre si e que são relativamente baixas, estimadas em torno de 1% para aneurismas menores de 10 mm. Esses mesmos estudos também determinaram uma taxa de crescimento de 0,3-1,5 mm/ano, quando a taxa de ruptura de um aneurisma de 10 mm é de 1%. E uma taxa de crescimento é de 0,5 a 0,6 mm/ano, se a média anual de ruptura for de 2%. Em geral, a taxa de crescimento variaria de 0,5 mm/ano em aneurismas de 5 mm a 4 mm/ano em aneurismas de 30 mm. Da mesma forma o aumento da taxa de ruptura de 1% para 5% deve-se principalmente ao rápido aumento do tamanho do aneurisma.

Com relação a estudos clínicos, o estudo internacional de aneurismas intracranianos não rotos ou *International Study of Unruptured Intracranial Aneurysms* (ISUIA) tem sido o estudo mais abrangente de seu tipo até hoje. Envolveu 4.060 pacientes dos EUA, Canadá e Europa. Na fase II do estudo ISUIA, houve um total de 6.221 aneurismas não rotos entre as diferentes coortes estudadas. Uma maior taxa de ruptura foi relatada como associada a aneurismas maiores, localização na circulação posterior e história prévia de HSA. A taxa de ruptura cumulativa de 5 anos, para pacientes sem história de HSA e tamanho de aneurisma entre 7 e 12 mm, foi de 2,6% e 14,5% para aneurismas localizados nas circulações anterior e posterior, respectivamente. O maior risco de ruptura, para aneurismas de grande tamanho na circulação posterior, foi de 50%. Outros estudos multifatoriais detectaram que a prevalência de aneurismas e os riscos de ruptura aumentaram por causa dos fatores, como tamanho do aneurisma não roto, idade do paciente, condições familiares preexistentes, hipertensão e tabagismo. Essa associação entre fatores biológicos e morfológicos com a história natural e evolução dos aneurismas merece estudos de coorte e estudos de risco com modelos multivariáveis.

Estudos mais recentes começaram a se concentrar em métodos adicionais de quantificação de aneurismas para prever os riscos de ruptura. Vários índices morfológicos e geométricos, medidos por meio de angiografia tridimensional rotacional, angiografia por subtração digital ou modelos computacionais, têm sido correlacionados com o aumento das taxas de ruptura e a investigação da história natural aneurismática. Sendo assim em um futuro próximo talvez possam vir a se tornar fatores prognósticos e otimizar o tratamento médico tanto do ponto de vista anatômico, quanto funcional. Tecnicamente, os pesquisadores agora são capazes de reproduzir a dinâmica dos aneurismas usando uma modelagem específica de aneurismas. A heterogeneidade dos estudos dificulta a comparação de variações na seleção e nos métodos. Novos estudos com bases teóricas e padronização clínicas fortes serão essenciais para reconhecê-los como uma nova ferramenta com base em evidências para o tratamento de aneurismas cerebrais, podendo levar a mudanças significativas no processo decisório no tratamento dos aneurismas cerebrais em um futuro próximo.

ESCOLHA DE TERAPÊUTICA

Aneurismas Não Rotos

Geralmente, o aneurisma não tem sinais e sintomas muito evidentes até a ocorrência da HSA, exceto se causam algum efeito compressivo ou irritativo ou cefaleias sentinelas decorrentes de pequenas hemorragias repetitivas. Conforme já discutido nesse capítulo, até o momento, o maior estudo randomizado é o ISUIA, realizado em 1998, e sugere que pequenos aneurismas incidentais < 7 mm devem ser seguidos com imagem. Um estudo denominado *The Analysis of the treatment by endovascular approach of non ruptured aneurysm* ou também chamado de ATENA, publicado em 2008, tem sido um dos estudos mais abrangentes sobre o tratamento de aneurismas não rotos envolvendo somente o tratamento endovascular. O estudo incluiu 649 pacientes, com 739 aneurismas. Setecentos e vinte e sete aneurismas foram tratados com *coils* (98,4%). Apenas *coils* foram utilizadas em 396 aneurismas (54,4%), com remodelamento do balão em 271 casos (37,3%), *stents* intracranianos em 57 casos (7,8%) e Trispan em 3 casos (0,4%). Aneurismas tratados foram divididos em quatro categorias de tamanho: 131 (17,7%) aneurismas eram de 1-3 mm, 304 (41,1%) tinham de 4 a 6 mm, 215 (29,1%) variavam de 7 a 10 mm e 89 (12,0%) aneurismas de 11-15 mm. Aneurismas fusiformes e dissecantes foram excluídos do estudo, assim como pacientes que tiveram HSA de outro aneurisma no último mês. Os resultados iniciais indicaram que a oclusão pós-operatória estava completa em 436 aneurismas (59,0%); colo remanescente em 160 aneurismas (21,7%) e aneurisma remanescente em 143 aneurismas (19,3%). O estudo ATENA visou mostrar a viabilidade do tratamento endovascular de aneurismas não rotos que pode ser alcançada em grande número de casos (95,7%) com baixa mortalidade e morbidade (1,4 e 1,7%, respectivamente). Posteriormente outros estudos internacionais na tentativa de criar um índice de predição de ruptura têm sido desenvolvidos envolvendo profissionais especialistas em busca de consenso multidisciplinar. Os estudos chegaram a mesma conclusão que o ISUIA dado ao risco mínimo de chance de ruptura de pequenos aneurismas incidentais, a intervenção geralmente não é recomendada e estaria apenas indicada quando um novo crescimento é observado. Em resumo, a grande proporção de pacientes diagnosticados com aneurismas incidentais, em comparação aos poucos que vão romper particularmente à luz da falta de opções de tratamento, sugere um diagnóstico exagerado. Como resultado, apesar dos altos níveis de ansiedade esperados após o diagnóstico de um aneurisma cerebral, a maioria dos centros tem cada vez mais aumentado a autonomia do paciente, dividindo o risco de incerteza que essa doença causa.

Aneurismas Rotos

A ruptura aneurismática é frequentemente um evento devastador com alta mortalidade e morbidade conforme já comentado no início deste capítulo. Além do mais, em seguida a um evento de ruptura aneurismática, o paciente estará em risco substancial de ressangramento. O reparo do aneurisma é o único tratamento efetivo existente na prevenção do ressangramento.

TRATAMENTO OBSERVACIONAL

Embora não existam medicamentos específicos que atuem diretamente nos aneurismas cerebrais, alguns medicamentos, incluindo agentes bloqueadores beta-adrenérgicos, inibidores da enzima conversora da angiotensina, antagonistas do cálcio, estatinas (inibidores da HMG-CoA redutase), hormônios e antioxidantes, como edaravone, têm sido propostos. Essa abordagem medicamentosa relativa à prevenção do aneurisma ainda merece mais estudos; no entanto, o tratamento por intervenções no estilo de vida tem sido indicado a todos os pacientes com aneurismas cerebrais, inclusive os que são submetidos a tratamento cirúrgico ou endovascular. Outra opção é a chamada terapia conservadora no caso de aneurismas rotos não passíveis de tratamento cirúrgico ou endovascular que se baseia na admininistração de agentes antifibrinolíticos (ácido tranexâmico, ácido épsilon aminocaproico) na prevenção de ressangramento após HSA aneurismática. No entanto, parece existir um risco aumentado de isquemia cerebral compensando a redução do ressangramento. Existem vários estudos em andamento que investigam o papel potencial de outros agentes hemostáticos (p. ex., o argatroban um inibidor de trombina); no entanto, ainda aguardo resultados mais consistentes.

Intervenções no Estilo de Vida

Um declínio na mortalidade por doenças relacionadas com aterosclerose nas últimas décadas, com a mortalidade caindo para menos de um terço dos níveis anteriores, tem sido descrito em alguns países, incluindo o Brasil. Metade desse declínio impressionante na mortalidade nas últimas três a quatro décadas é geralmente atribuída aos efeitos das mudanças no estilo de vida no nível da população, principalmente reduções no tabagismo e colesterol por dieta melhorada, e o declínio remanescente é atribuído a tratamentos aprimorados, incluindo terapia medicamentosa.

Tabagismo, Alcoolismo e Drogas Ilícitas

Os efeitos do tabagismo sobre o organismo humano são vários. Quando o tabaco é queimado, milhares de compostos químicos são desenvolvidos e inalados. Estes compostos químicos têm numerosos efeitos sobre o organismo humano particularmente dos vasos cerebrais. Além disso, o ato de fumar atua cronicamente acelerando o processo aterosclerótico e agudamente aumentando o risco de ruptura da placa e formação de trombos. Os efeitos do tabagismo é aumento do estresse oxidativo, disfunção e lesão endotelial. Os benefícios da cessação do tabaco em relação aos aneurismas cerebrais e aos benefícios gerais à saúde são múltiplos. Os fumantes que deixam de fumar no contexto de um evento diferem dos fumantes que continuam fumando em relação a outros aspectos associados, como, por exemplo, mais propensos a aderir a outras mudanças de estilo de vida e à medicação. A cessação do tabagismo é difícil de ser alcançada, porque o hábito é fortemente viciante ao nível farmacológico e psicológico. O preditor mais importante da cessação do tabagismo é a motivação do paciente. Estudos mostraram que outros fatores também afetam a probabilidade de parar de fumar; as mulheres, as que sofrem de privações socioeconômicas, e os pacientes com sintomas depressivos têm menor probabilidade de alcançar seu objetivo. Os fumantes devem ser informados de que a cessação do tabagismo é acompanhada por um aumento de peso médio de 5 kg, mas que os benefícios para a saúde da cessação do tabagismo superam em muito os efeitos do ganho de peso potencial.

O uso da terapia de reposição de nicotina, o antidepressivo à base de bupropiona e agonistas parciais de nicotina, como vareniclina e citisina, mostraram ajudar os pacientes a abandonar o tabagismo. A terapia de reposição com nicotina pode ser administrada por goma, adesivo transdérmico, *spray* nasal, pastilha ou inalador. Outra tática é o uso de cigarros eletrônicos que é uma espécie de vaporizador eletrônico para liberação de nicotina. Como a nicotina é viciante, os cigarros eletrônicos podem ser considerados como produtos farmacêuticos para deixar de fumar e tratados sob a legislação farmacêutica, ou como um produto de tabaco coberto por regulamentações para produtos de tabaco. A dependência de nicotina em longo prazo e a utilidade dos cigarros eletrônicos como ferramenta de cessação do tabagismo ainda não foram esclarecidas. No entanto, o uso de curta duração não foi associado a riscos à saúde.

O consumo de álcool está associado à hipertensão arterial sistêmica, trigliceridemia e obesidade. Entretanto, desde meados da década de 1980, estudos observacionais constataram consistentemente que o consumo moderado de álcool está associado a um menor risco de doenças vasculares, diminuindo a aterosclerose com efeito hipolipidêmico e antioxidante, sendo a relação observada em pessoas que consomem de uma a duas doses ao dia. Estudos mais avançados indicaram um efeito benéfico do vinho particularmente do vinho vermelho por causa do conteúdo de flavonoides e resveratrol. Talvez pesquisas a esse ponto explorando os efeitos dos flavonoides e resveratrol devam ser feitas explorando mais os efeitos no contexto dos aneurismas cerebrais.

Constatou-se que a cocaína, as anfetaminas, a efedrina, a fenilefrina, o LSD e a heroína têm uma forte associação ao aparecimento de hemorragia subaracnoide secundária a aneurismas cerebrais. O uso de cocaína está associado à hipertensão, que pode ter um papel fundamental na ruptura aneurismática em usuários de cocaína, com hiperestimulação simpática mediada por cocaína, causando hipertensão transitória e profunda. Isto é potencialmente mediado pela inibição da recaptação de dopamina e norepinefrina na fenda sináptica, que por sua vez estimula a liberação de catecolaminas suprarrenais e aumenta a sensibilidade pós-sináptica às catecolaminas e ao receptor de dopamina. Além disso, pacientes com uso ativo de cocaína têm relatado taxas mais altas de vasospasmo clinicamente significativas ou angiograficamente confirmadas. A maioria dos indivíduos que buscam tratamento para uso de cocaína são usuários de drogas múltiplas, o que significa que eles usam mais de uma substância; portanto, o tratamento é complexo, envolvendo uma gama de fatores psicossociais e outros fatores ambientais. Portanto, o tratamento da dependência de cocaína requer intervenções comportamentais e/ou farmacológicas dedicadas.

Nutrição, Atividade Física, Fatores Emocionais e Outros

Uma dieta saudável e atividade física regular são reconhecidas como uma pedra angular na manutenção da saúde, influenciando a frequência de uma série de doenças crônicas, incluindo o câncer, e ajudando a combater o estresse. Em geral, ao seguir as recomendações para um padrão alimentar saudável, não são necessários suplementos alimentares. Os maiores benefícios à saúde do exercício são vistos ao progredir da atividade física sedentária para a leve. Além disso, mais exercício diário leva a uma melhora dose-dependente na aptidão cardiorrespiratória. O exercício tem efeitos profundos de promoção da saúde. Para todos os pacientes, deve ser recomendado 30 a 60 minutos de atividade aeróbica de intensidade moderada diariamente. Essa atividade pode incluir caminhada rápida complementada por um aumento nas atividades diárias de estilo de vida (p. ex., intervalos para caminhar no trabalho, jardinagem, trabalho doméstico) para melhorar a aptidão cardiorrespiratória e tirar pacientes da coorte inadequada, sedentária e de alto risco. Para todos os pacientes cardíacos, recomenda-se a avaliação de risco com um histórico de atividade física e/ou um teste de esforço para orientar o prognóstico e a prescrição. Recentes estudos têm descrito que uma sesta habitual é um novo fator preditivo para avaliar o risco de ruptura de um aneurisma cerebral. O hábito da sesta parece reduzir o risco de ruptura dos aneurismas cerebrais.

Obesidade Paradoxal

O índice de massa corporal acima de 30 é um fator de risco independente para doenças cardiovasculares e está associado ao mau prognóstico, especialmente em pacientes admitidos em departamentos de terapia intensiva. No entanto, relatos recentes indicaram que indivíduos com obesidade leve a moderada apresentam desfechos favoráveis na sobrevida na doença coronariana e no AVE hemorrágico ou isquêmico. A mesma associação também foi encontrada em pacientes com aneurismas rotos. Esses pacientes, apesar de obesos, permanecem metabolicamente saudáveis, com aparente proteção contra a doença. Mais estudos são necessários a esse ponto.

CIRURGIA CONVENCIONAL

A primeira operação direta em um aneurisma cerebral foi realizada por Norman Dott, em 1933, por técnica de *wrapping*, e a primeira clipagem foi realizada por Dandy, em 1938. A introdução de microcirurgia, o desenvolvimento de clipes de aneurismas especializados e o desenvolvimento de abordagens cirúrgicas avançadas foram fundamentais para melhorar os resultados da cirurgia aberta ou convencional. O tratamento cirúrgico de aneurismas cerebrais é classicamente realizado com a colocação de clipe extraluminal no colo do aneurisma independente de ser roto ou não (Fig. 5-4). Outras técnicas incluem ligadura de vasos e *trapping* que foram técnicas bastante usadas no passado para tratamento dos aneurismas gigantes da região paraclinóidea e vertebrobasilar, mas que têm sido cada vez mais substituídas por técnicas de oclusão endovasculares (Fig. 5-5).

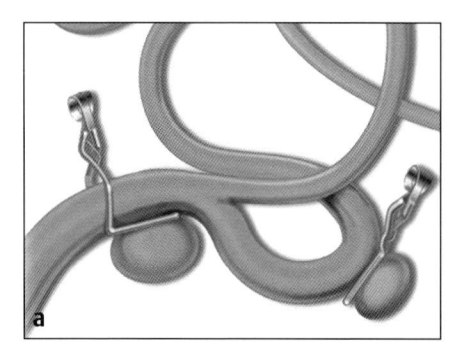

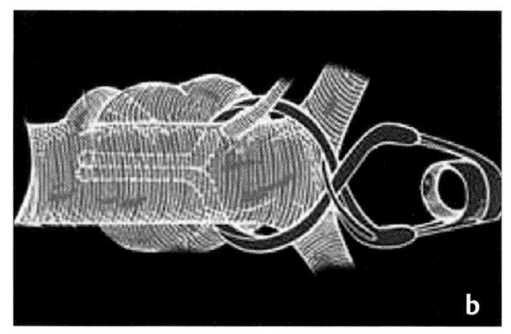

Fig. 5-4. (a) Diversas modalidades de *Clipping*. (b) Tipos especiais de clipes fenestrados para reconstrução do vaso.

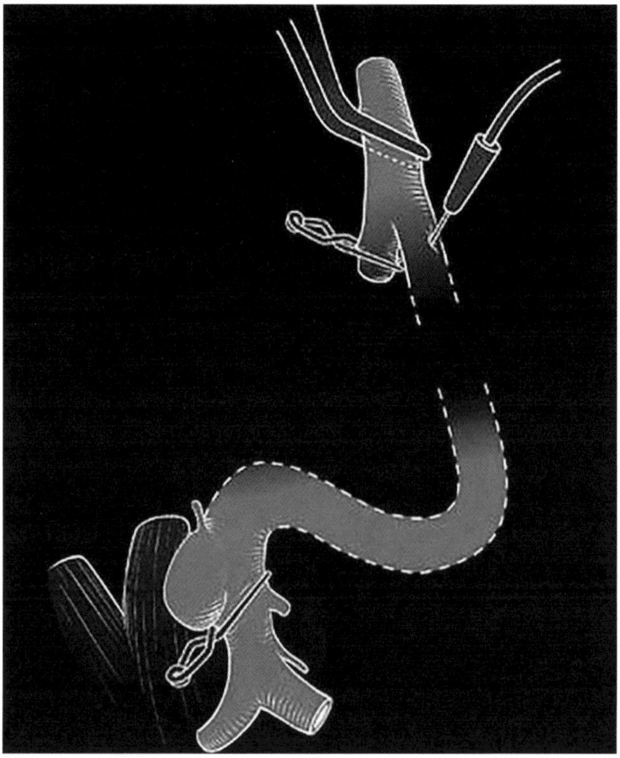

Fig. 5-5. Técnica de sucção-descompressão. É ilustrado um aneurisma paraclinóideo baixo que é aprisionado pela oclusão da artéria carótida proximal no colo e artéria carótida interna intracraniana distal ao aneurisma. Uma agulha é inserida na artéria carótida interna extracraniana e o sangue aspirado para esvaziar o aneurisma.

Cenário Operatório

Passos Para a Cirurgia

Independentemente da geometria do aneurisma, todos os procedimentos cirúrgicos são realizados sob anestesia geral, apesar de alguns relatos de cirurgia acordada. Os pacientes devem receber ampla informação sobre o procedimento e incluir a história natural da doença, o objetivo do tratamento e seus riscos potenciais. Exame neuropsicológico pode ser realizado. A cirurgia é realizada em centros especializados de neurocirurgia de alta complexidade e requer material especial para craniotomia e microcirurgia como microscópios especializados (Fig. 5-6). Alguns centros dispõem das chamadas híbridas que combinam cirurgia convencional com angiográficos.

Importantes passos incluem planejamento pré-cirúrgico e da clipagem aneurismática e um posicionamento do paciente. O planejamento pré-cirúrgico inclui um estudo da Neuroimagem com múltiplas projeções simulando o intraoperatório, identificando a lesão a ser abordada, anatomia e possíveis variantes relacionadas. Um adequado posicionamento do paciente pode auxiliar na exposição da lesão aneurismática, reduzir o risco de retração cerebral e melhorar o conforto para o

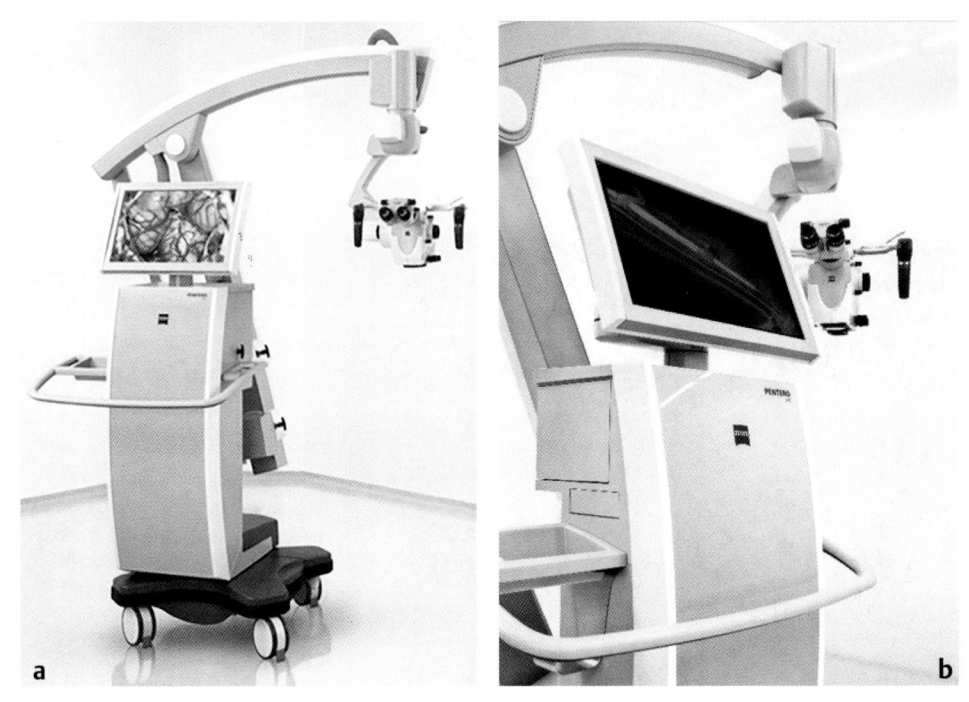

Fig. 5-6. (a) Microscópio cirúrgico Zeiss. (b) Visão mais aproximada de microscópio cirúrgico.

operador. O cenário de preparação é demonstrado na Figura 5-7. Inicialmente o paciente é posicionado em decúbito dorsal horizontal com a cabeça fixada com um suporte de três pontos (Sugita ou Mayfield), sendo um na região da mastoide, e dois na região temporal superior. Pequenas modificações na angulação da cabeça são feitas, dependendo da localização do aneurisma, por exemplo, aneurismas da região do sifão carotídeo requerem pequena deflexão e maior rotação deixando o rebordo orbitário no plano mais superior, enquanto os outros da circulação anterior requerem maior deflexão e menor rotação, deixando a eminência malar em um plano mais superior. Uma tricotomia é realizada com incisão no couro cabeludo e, em seguida, dissecção e deslocamento do músculo temporal e exposição da região do ptério e preparação dos orifícios de trepanação.

Cirurgia

A abordagem cirúrgica mais comum é por meio de uma craniotomia pterional ou frontotemporal-esfenoidal que foi descrita por Yasargil, em 1975, e que teve sistematizações por alguns autores e é a mais comumente usada na prática neurocirúrgica pois permite acessar a maioria dos aneurismas proximalmente situados do polígono de Willis (Fig. 5-8). Aneurismas localizados em posições mais distais, como artéria pericalosa, e ramos das artérias basilar e vertebral,

MÉTODOS DE TRATAMENTO

como ACAI e ACPI, requerem outras abordagens. No caso dos aneurismas proximais da circulação anterior, o acesso é realizado preferencialmente no lado não dominante, mas isto vai depender da lateralidade do aneurisma e da necessidade do ângulo de ataque no planejamento cirúrgico.

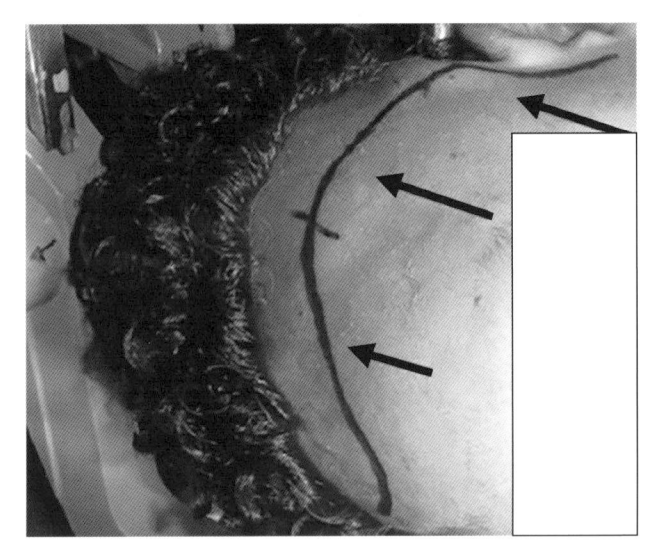

Fig. 5-7. Posicionamento e incisão cirúrgica (setas).

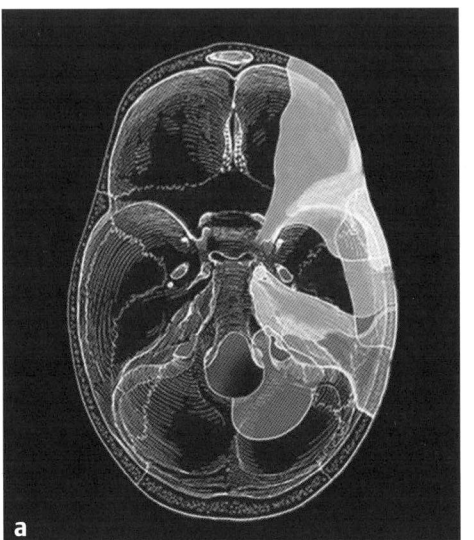

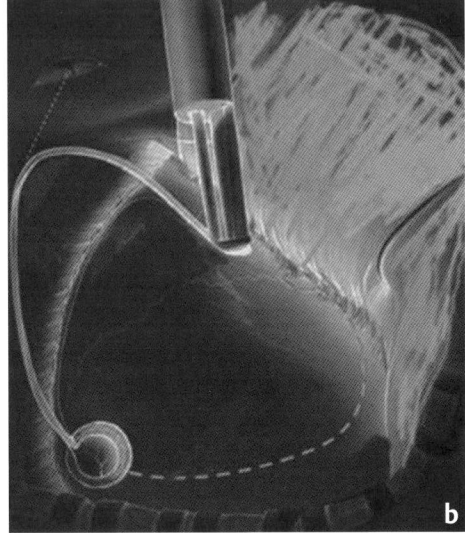

Fig. 5-8. (**a**) Abordagens cirúrgicas aos aneurismas intracranianos. As áreas sombreadas indicam cada abordagem e quantidade de exposição. (**b**) Craniotomia pterional.

Orifícios de trepanação (Fig. 5-9) são realizados em vários pontos com retirada do retalho ósseo que permita exposição da fissura silviana. Uma drilagem da asa menor do esfenoide também é realizada para facilitar o acesso às cisternas basais. A realização de uma craniotomia com remoção temporária de um retalho ósseo deve ser feita para poder acessar o cérebro expondo o opérculo frontoparietal e visualizar o polígono de Willis e todas as cisternas envolvidas (Fig. 5-10). Após abertura da dura-máter, afastadores cerebrais podem ser colocados. Contudo, a incidência de lesão por retração do cérebro é estimada em 5% nos procedimentos de aneurismas cerebrais e é mais provável quando o cérebro está inchado (p. ex., HSA de baixo grau) ou quando um aneurisma complexo é tratado. A retração excessiva pode causar isquemia ou contusões. A necessidade de retração pode ser reduzida por exposição adequada e relaxamento cerebral adequado que pode ser realizado por vários métodos durante a neuroanestesia. Uma dissecção ampla

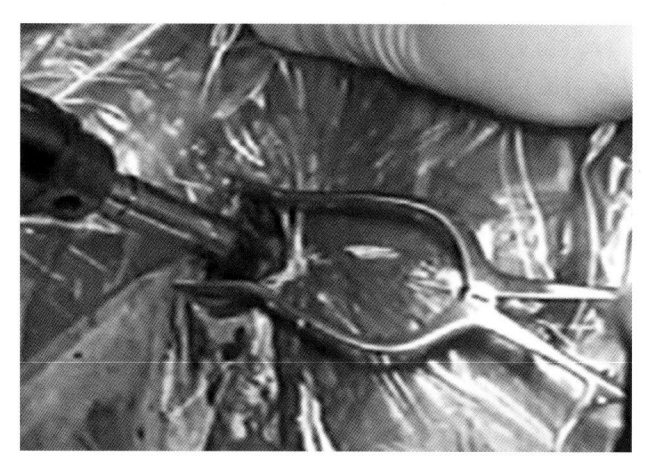

Fig. 5-9. Fotografia transoperatória indicando a realização de trepanação.

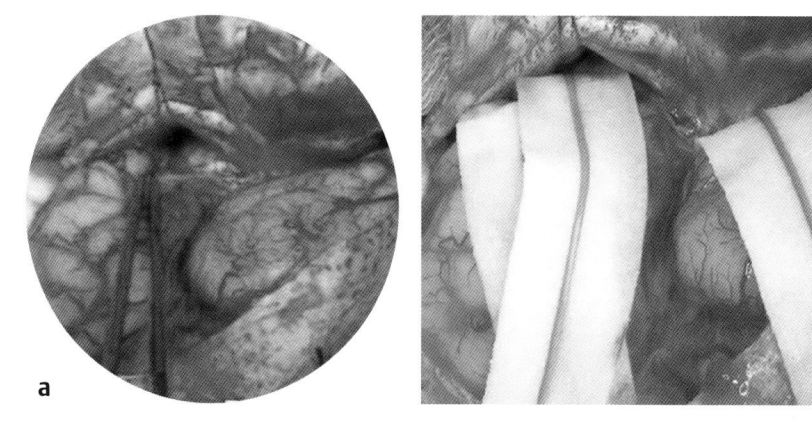

Fig. 5-10. Fotografias transoperatórias após a realização do acesso pterional e craniotomia após abertura dural. (**a**) Abertura e (**b**) dissecção da fissura silviana.

microcirurgica é realizada para localizar o aneurisma. Em alguns casos, na necessidade de abordagem da base anterolateral ou pterional do crânio, no caso de aneurimas do tronco basilar, uma extensão do acesso pterional é realizada por uma craniotomia orbitozigomática com exposição do arco zigomático e osteotomia orbitozigomática. No caso dos aneurismas da circulação posterior, craniotomia na região da fossa posterior será indicada. Uma vez removido o revestimento aracnóideo, e identificação do colo do aneurisma, clipes cirúrgicos são colocados pelo colo do aneurisma, com a preservação da artéria parente. Múltiplos clipes cirúrgicos podem ser colocados em um aneurisma que possui ramos, para que a artéria parente ou mãe e seus ramos permaneçam patentes (Fig. 5-11). Pode ser feito um controle intraoperatório com angiografia (Fig. 5-12).

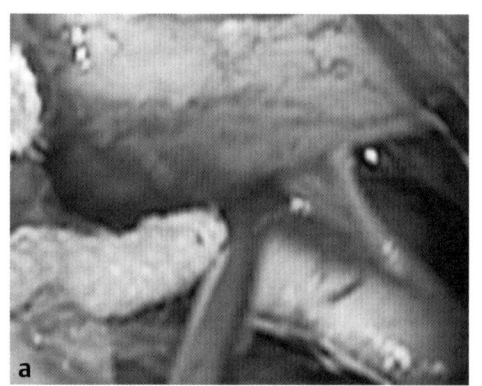

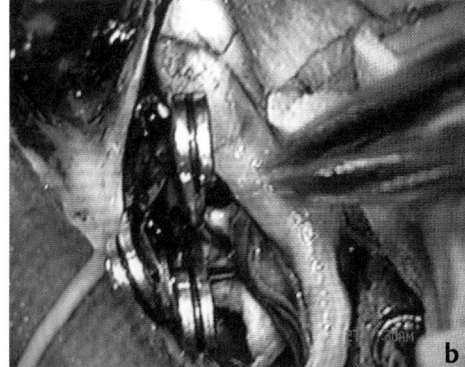

Fig. 5-11. Imagens transoperatórias. (**a**) Dissecção microcirúrgica, visão do neurocirurgião pelo microscópio. (**b**) Múltiplos clipes colocados para garantir a clipagem aneurismática.

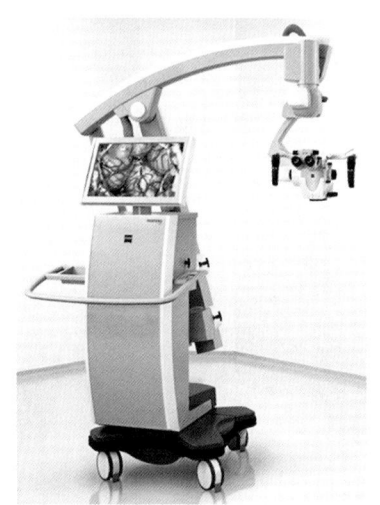

Fig. 5-12. Angiografia intraoperatória.

Complicações

Complicações gerais relacionadas com a cirurgia cerebral incluem infecção, reações alérgicas à anestesia, acidente vascular encefálico, convulsões, edema cerebral, problemas relativos ao retalho ósseo e acesso (cicatriz sequelar, atrofia do músculo temporal e paralisia do nervo facial). Complicações especificamente relacionadas com o aneurisma incluem vasospasmo, acidente vascular encefálico, convulsão, sangramento e um clipe mal colocado, que pode não bloquear completamente o aneurisma ou bloquear uma artéria normal de forma não intencional.

NEUROINTERVENÇÃO

Com a introdução nas últimas décadas do tratamento endovascular para os aneurismas cerebrais, inicialmente para tratar os aneurismas que não eram passíveis de ser tratados por cirurgia, p. ex., aneurismas gigantes, fusiformes, hoje em dia o tratamento é feito pelos variados tipos de materiais, como micromolas, *stenting*, uso de material embólico (Fig. 5-13). Apesar de ainda controverso, o tratamento endovascular passou a ser a primeira opção em muitos centros no tratamento dos aneurismas cerebrais. Em razão do crescente refinamento no procedimento endovascular decorrente de inovação tecnológica e das novas técnicas endovasculares que surgiram inicialmente para tratar casos mais complexos, com menor risco de morte ou sequelas permanentes, finalmente têm sido expandidas para todos os tipos de aneurismas cerebrais.

Dentre os exemplos de refinamento no procedimento endovascular citaríamos além da evolução do próprio material de embolização proporcionando melhor navegabilidade e segurança no tratamento dos aneurismas cerebrais. Outros avanços

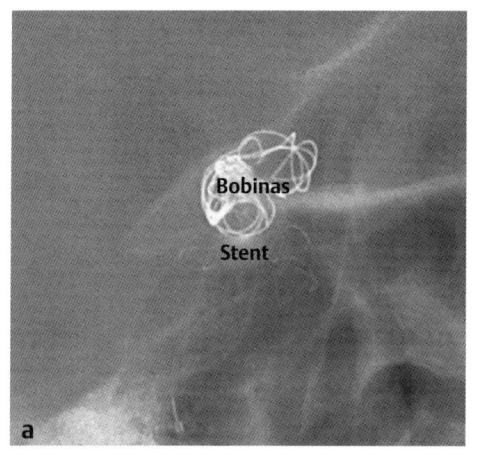

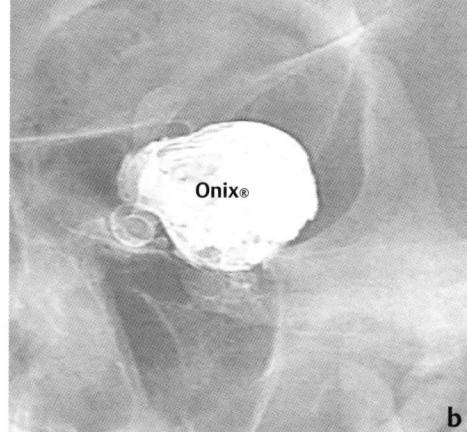

Fig. 5-13. Material utilizado durante embolização de aneurisma. (**a**) Imagem de controle de uma paciente com aneurisma do sifão carotídeo esquerdo tratada com *stent* e *coils*. (**b**) Imagem de controle de uma paciente com aneurisma do sifão tratada com Onyx® ou líquido embólico.

foram a introdução da técnica do remodelamento com balão para os aneurismas de colo largo, o uso de *stents* nos casos de maior complexidade anatômica e mais recentemente e o desenvolvimento das chamadas técnicas endossaculares com *stents*, reconstruindo o vaso parente e proporcionando uma melhor oclusão do aneurisma situado nas bifurcações.

Cenário Operatório

Passos Para a Cirurgia

O procedimento é realizado no mesmo cenário que a angiografia convencional (Fig. 5-14) em uma sala específica para neuroangiografia. Apesar disso, todos os pacientes devem receber ampla informação antes de iniciar a terapia endovascular. Informações devem incluir a história natural da doença, o objetivo do tratamento e seus riscos potenciais como qualquer procedimento cirúrgico convencional. O paciente fica em decúbito dorsal em uma mesa com equipamento especial de radiografia capaz de realizar aquisição de angiografia digital e recebe monitorização que permite ao médico navegar com cateteres intravasculares para atingir os vasos cerebrais e poder tratar o aneurisma cerebral. O aparelho de angiografia digital deve conter um sistema de mapeamento vascular chamado de *road map*, de preferência o sistema biplanar é recomendado (Fig. 5-15). Além disso a tecnologia de detector de tela plana com o cenário de DSA/TC combinados é também importante, permitindo a geração simultânea de imagens transversais de tomografia computadorizada nas unidades angiográficas. Essa tecnologia

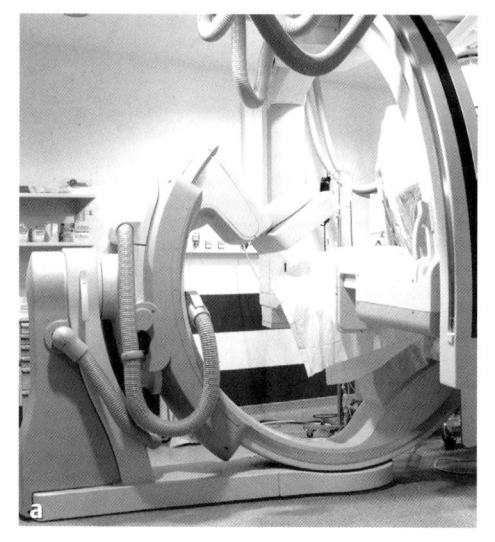

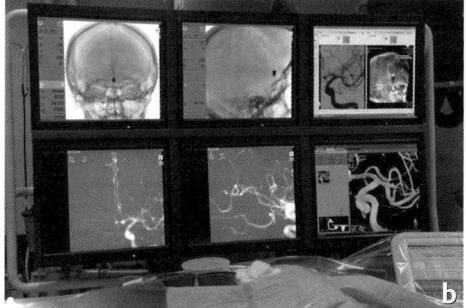

Fig. 5-14. (**a**) Angiógrafo biplanar Philips®. (**b**) Sala de comando para realização de exames de neuroimagem.

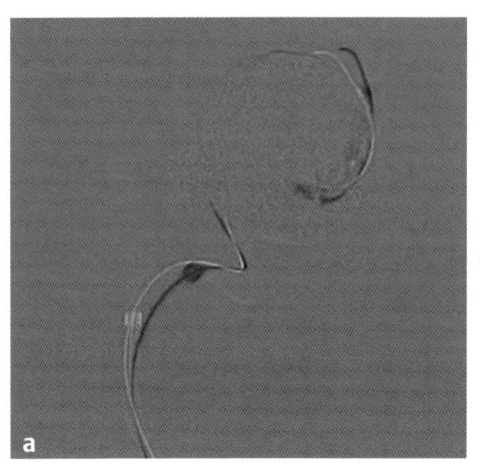

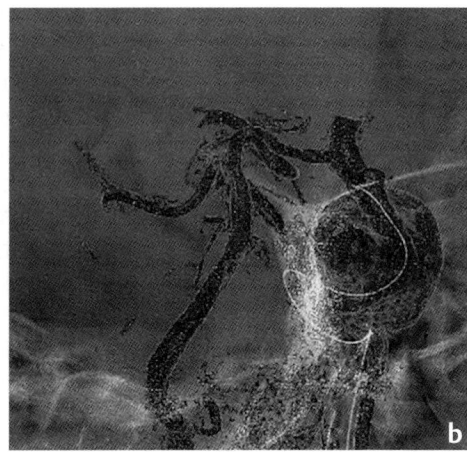

Fig. 5-15. (a) Sistema de *Road Map* convencional. (b) Sistema de *Road Map* 3D.

permite a capacidade de imagens de tecidos moles no conjunto de intervenções sem a necessidade de transportar o paciente no caso de complicações. A aquisição de tecido mole é obtida por meio da aquisição rotacional do braço C de tela plana ao redor da cabeça do paciente. O conjunto de dados é transferido para uma estação de trabalho, permitindo a reconstrução da imagem em um lapso de minutos. A dose de radiação fornecida aos pacientes é semelhante à de uma tomografia computadorizada convencional. Todos os procedimentos endovasculares para tratamento de aneurismas cerebrais são, em geral, invariavelmente realizados sob anestesia geral e heparinização sistêmica. No caso do uso de *stents* requer um preparo com antiplaquetários.

Cirurgia

O acesso é realizado por cateterização da artéria femoral direita ou bifemoral na maioria dos casos. Alguns centros utilizam o acesso radial, um exame angiográfico completo dos vasos cerebrais, incluindo bifurcações da artéria carótida comum, artérias carótidas internas e o sistema vertebrobasilar. Imagens tridimensionais rotacionais adicionais são adquiridas. Em seguida cateter-guia é colocado em posição estável tomando cuidado com as circunstâncias de pequenos e estreitos vasos e em situações de vasospasmo induzido durante o cateterismo. É essencial que o cateter-guia seja conectado por uma válvula hemostática em forma de Y a um fluxo contínuo de soro fisiológico para evitar o fluxo sanguíneo retrógrado e a coagulação.

Em seguida, microcateteres e microguias específicos são utilizados de forma a cateterizar o aneurisma e os vasos adjacentes. A melhor posição é muitas vezes a origem do colo do aneurisma para reduzir a resistência e facilitar a implantação das micromolas ou *stents*, dependendo do caso. A embolização com deposição de micromolas no interior do aneurisma é feita por posicionamento do microguia no interior do aneurisma seguido de deposição das molas que são liberadas uma vez posicionadas no interior do aneurisma uma de cada vez. No caso de aneurismas com colo largo, remodelamento do colo com balão pode ser necessário de modo a posicioná-lo. Se for usado um *stent*, posiciona-se o microcateter e, em seguida, libera-se o mesmo, preenchendo ou não o aneurisma com molas (Fig. 5-16). Os *stents* modificadores de fluxo têm sido indicados para promover trombose do aneurisma, que nem sempre vai ser visível imediatamente (Fig. 5-17). Também são indicadas arteriografias de controle no transoperatório com diversas incidências, incluindo tridimensionais imediatamente após tratamento endovascular, para

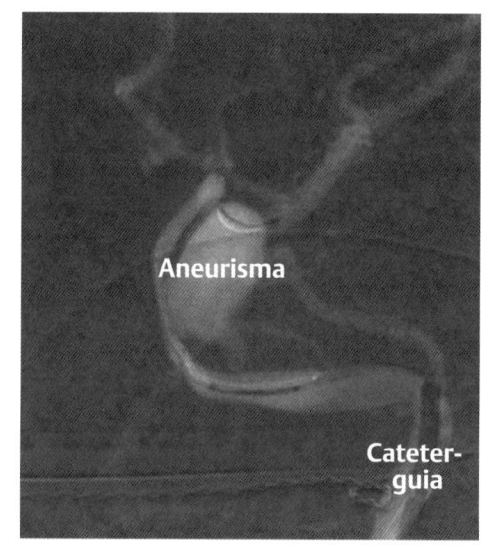

Fig. 5-16. Microcateterismo.

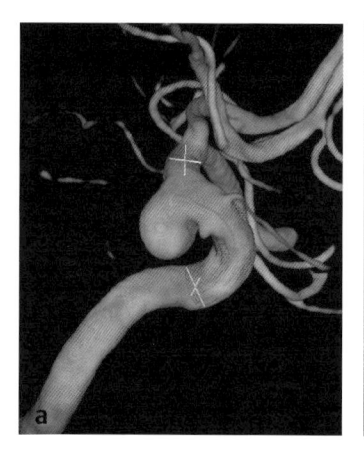

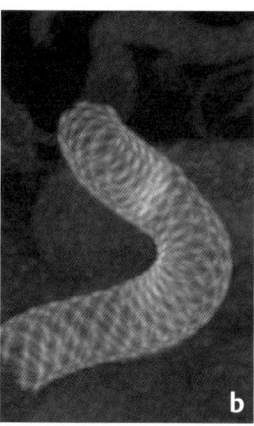

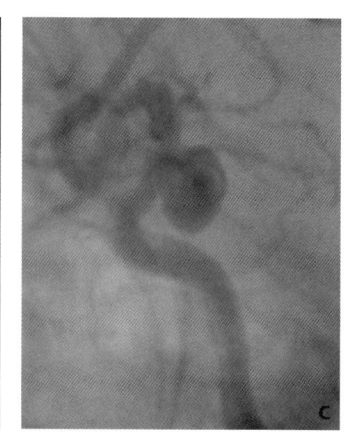

Fig. 5-17. (a) Imagem angiográfica tridimensional rotacional antes do procedimento endovascular. **(b)** Imagem obtida de vasoTC após a colocação do *stent flow diverter*. **(c)** Estudo de fluxo aneurismático bidimensional analisando permeabilidade do aneurisma.

avaliar presença de complicações. Após a embolização o paciente é transferido para unidade de terapia intensiva, com monitorização do seu estado clínico por pelo menos 24 horas. Se não tiver complicações maiores, o mesmo é transferido à enfermaria na manhã seguinte. Além disso cuidado especial é necessário com o local de punção arterial femoral com compressão mecânica para garantir hemostasia no local da punção arterial femoral após neurointervenções, seguidas de 6 a 8 horas de imobilização do membro inferior, que são necessárias para evitar complicações na virilha, como hematoma e pseudoaneurisma após a remoção da bainha (Fig. 5-18). Outra opção é o uso de dispositivos de fechamento hemostático. Em geral, as técnicas de tratamento endovascular de aneurismas rotos não diferem muito dos aneurismas não rotos. Exceto alguns *stents* que necessitam de anticoagulação, o uso é controverso nos aneurismas rotos. O sistema de *stent* WEB tem sido revolucionário por poder ser utilizado sem necessidade de anticoagulação. Na Figura 5-19 é apresentado um paciente de 59 anos, tabagista, com história de vertigens refratárias, tratado com *stent* disruptor de fluxo com aneurismas da artéria cerebral média (Fig. 5-19a) e com controle normal sem sinais de recanalização em 6 meses (Fig. 5-19b).

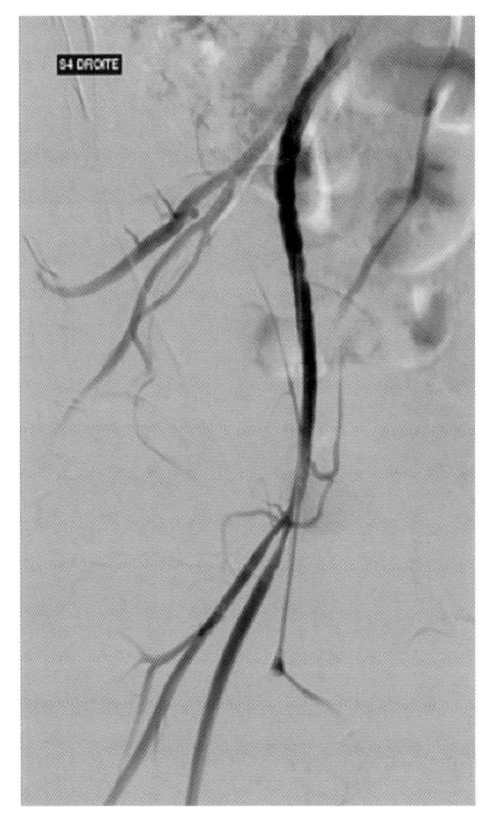

Fig. 5-18. Controle da artéria femoral direita sem sinais de dissecção.

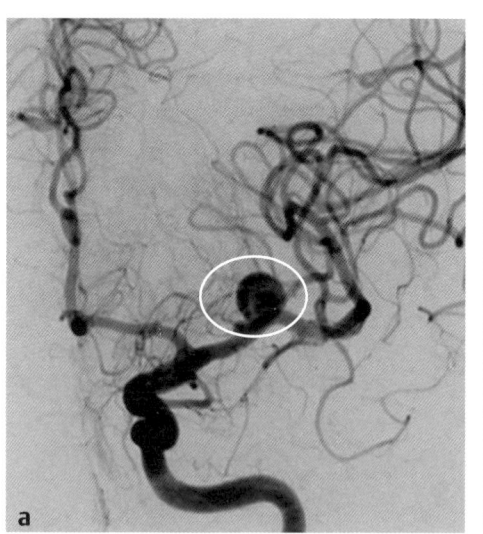

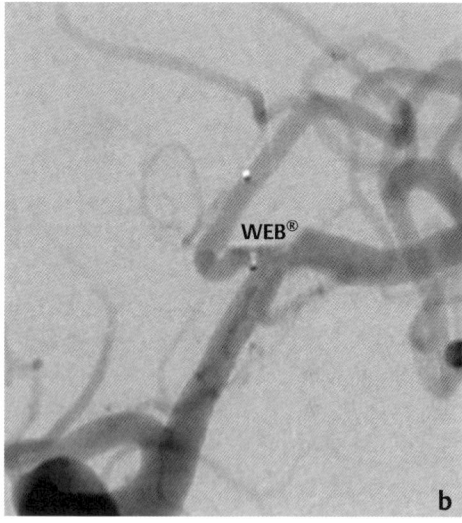

Fig. 5-19. (a) Imagem angiográfica pré-operatória ilustrando aneurisma da artéria cerebral média esquerda. (b) Imagem de controle angiográfica em 6 meses, do mesmo paciente tratado com *stent* disruptor de fluxo (WEB).

Complicações

Complicações podem ocorrer no peri ou pós-procedimento e devem ser analisadas cuidadosamente antes que qualquer ação seja tomada. As vantagens e os riscos relativos de qualquer ação devem ser analisadas em oposição a uma atitude mais conservadora para determinar a melhor opção para o melhor desfecho clínico. Dentre as complicações mais comuns estão as relacionadas com *coils* e *devices*, como quebra, migração e danificação dos mesmos, assim como complicações relacionadas com os acessos vasculares (dissecção de vasos). Outras complicações mais raras são a ruptura de vasos ou do próprio aneurisma que podem ser catastróficas e que requerem tratamento imediato. Complicações intraprocedurais, como tromboembolismo, são relativamente comuns e requerem cuidados especiais ao nível da anticoagulação. Complicações secundárias a uso do contraste também são observadas. Outra questão é a recanalização, que pode ser decorrente de dois principais mecanismos: a compactação dos *coils* e reorganização dos *microcoils* dentro dos aneurismas cerebrais. A capacidade de aumentar a compacatação tem melhorado com a introdução de *coils* tridimensionais e revestidos de hidrogel que incham quando expostos ao sangue. A recanalização foi relatada em 21% dos aneurismas, e o retratamento foi realizado em 10%. Em resumo, a oclusão completa ou quase completa no tratamento inicial do tratamento endovascular em pequenos aneurismas parece tender a um resultado duradouro que se compara favoravelmente à durabilidade do *clipping*. No que se refere aos *stents*, têm sido usados como uma opção para os aneurismas recanalizados, mais estudos são necessários com maior amostra.

PÓS-OPERATÓRIO

O suporte intensivo é considerado primordial e uma evolução dentro da terapêutica do tratamento dos aneurismas cerebrais. Tanto o pós-operatório de cirurgia convencional quanto por neurointervenção requerem cuidados em ambiente de terapia intensiva. No caso de aneurisma roto, o tratamento precoce para reduzir o risco de ressangramento é altamente recomendado. Embora não existam parâmetros precisos para o controle da pressão arterial definidos, a manutenção de uma pressão normal alta é altamente recomendada para minimizar o risco de isquemia. A pressão sistólica deve ser mantida acima de 120 mm Hg em normotensos (com PAM de 80 mm Hg) e 130 mm Hg em hipertensos com PAM > 90 mm Hg. Os medicamentos mais usados são os anti-hipertensivos tituláveis. A nicardipina pode conferir um controle mais suave da pressão arterial do que o labial e o nitroprussiato de sódio. No caso de vasospasmo, hipertensão induzida é a base do tratamento pelo uso de inotrópicos, mantendo a sistólica acima de 200 mm Hg. O paciente deve ser mobilizado o mais precoce possível na ausência de vasospasmo

FOLLOW UP DOS ANEURISMAS CEREBRAIS

Os riscos após o tratamento mais comumente são: falha do tratamento, tratamento incompleto, recanalização ou aneurisma *de novo*. Isto faz com que os aneurismas cerebrais possam aumentar de tamanho e/ou voltem a sangrar, o que pode acontecer tanto nos tratamentos via endovascular ou cirurgia convencional. O risco de recorrência de um aneurisma completamente obliterado é de menos de 1,5% em 5 anos. Isto faz com que exista uma tendência de acompanhar indefinidamente os pacientes portadores de aneurismas cerebrais. Um cronograma de acompanhamento sugerido é mostrado no Quadro 5-2, contudo isto varia de centro para centro.

Quadro 5-2. *Follow Up*

Embolização	Cirurgia convencional
DSA/ANGIOMR ou CT	ANGIOCT/DSA
▪ 3 ou 6 meses	▪ 1 ano
▪ 1 ano	▪ 5 anos
▪ 3 anos	▪ 10 anos

CIRURGIA CONVENCIONAL *VERSUS* ENDOVASCULAR

O primeiro estudo comparando tratamentos cirúrgico e endovascular foi o *International Subarachnoid Aneurysm Trial* (ISAT) que é o maior estudo multicêntrico randomizado com início em 1994. Avaliou 2.143 pacientes com aneurismas cerebrais rotos que foram distribuídos aleatoriamente, tratados por cirurgia ou por via endovascular. Neste estudo representou-se um subgrupo selecionado em que 88% eram de bom estado clínico, foram excluídos aneurismas ≤ 3 mm; 90% dos aneurismas eram menores que 10 mm de diâmetro e 95% estavam na circulação anterior. Resultaram em taxas mais baixas de morbimortalidade no primeiro ano no grupo tratado por via endovascular (23,5 contra 30,9%), com uma redução absoluta do risco de 7,4% (95% IC 3,6-11,2). Um risco de mortalidade equivalente em um ano foi de 8,0% (IC 95%: 6,4-9,8) e 9,9% (IC 95%: 8,2-11,9), nos grupos tratados por vias endovascular e neurocirúrgica, respectivamente. Maiores taxas de recorrência pós-tratamento foram detectadas no grupo tratado via endovascular durante o primeiro ano (2,6 contra 1,0%). Poucos eventos de re-hemorragia ocorreram em qualquer grupo de tratamento após um ano, mas novamente foram mais comuns nos aneurismas tratados por via endovascular. No entanto, em longo prazo (em 10 anos), as taxas de recorrência tornaram-se semelhantes.

Outros estudos que se destacam são o *Barrow Ruptured Aneurysm Trial* (BRAT), que é um estudo prospectivo e randomizado em que o tratamento cirúrgico foi comparado ao tratamento com embolização com molas. Os pacientes foram randomizados para tratamento em apresentação com qualquer hemorragia subaracnóidea não traumática limitados aos aneurismas saculares. A análise primária realizada durante o BRAT incluiu todas as fontes de HSA: aneurismas saculares, blíster, fusiformes e dissecantes; e HSA de um aneurisma associado a uma malformação arteriovenosa ou a uma fístula. No entanto, apenas o subgrupo de pacientes com aneurismas saculares foi analisado por tipo de tratamento. Dos 471 pacientes analisados pelo BRAT, 362 (77%) tiveram HSA decorrente de um aneurisma sacular. Pacientes com aneurismas saculares foram atribuídos igualmente às coortes por cirurgia e embolização (181 cada). Em cada coorte, 3 pacientes morreram antes do tratamento, e 178 foram tratados. Não houve diferença estatisticamente significativa no desfecho desfavorável (pontuação Rankin modificado grau 2) durante 6 anos de acompanhamento. Após a internação inicial, 1 de 241 (0,4%) aneurismas saculares tratados por cirurgia e 21 de 115 (18%) aneurismas saculares tratados por embolização necessitaram de retratamento (p < 0,001). No acompanhamento de 6 anos, 95% (95/100) dos aneurismas tratados por cirurgia foram completamente obliterados, em comparação a 40% (16/40) dos aneurismas tratados por embolização (p < 0,001). Não houve diferença na morbidade entre os 2 grupos de tratamento (p = 0,10). Na avaliação de acompanhamento de 6 anos, as taxas de recanalização e a obliteração completa do aneurisma favoreceram significativamente os pacientes submetidos à cirurgia em comparação àqueles que foram embolizados. No entanto, como podemos analisar, esses resultados não podem ser generalizados, pois os aneurismas não foram classificados segundo o grau de complexidade.

Os fatores importantes a considerar na escolha da técnica cirúrgica ou endovascular:

- Disponibilidade de especialistas em técnicas cirúrgicas e endovasculares (requerem uma urgente opinião de uma equipe de neurocirurgiões experientes ou neurointervencionistas).
- Idade, estado neurológico e clínico do paciente (Hunt Hess de I a III, o tratamento é indicado com resultado satisfatório e boa recuperação na maioria dos casos com mortalidade que varia de 1 a 8% no caso de tratamento cirúrgico).
- Grau de complexidade do aneurisma (características anatômicas e radiológicas do aneurisma, incluindo a localização e o tamanho do *dome* do aneurisma e de seu colo).
- Contraindicações a um dos tratamentos como anatomia vascular desfavorável do polígono de Willis e ou dos vasos cervicais, o que dificulta o tratamento endovascular.
- *Timing* do sangramento (os potenciais benefícios de um tratamento precoce [dentro de 24 a 72 horas da hemorragia] incluem prevenção de ressangramento e manejo de vasospasmo. Além disso, os métodos usuais de tratamento do vasospasmo [hipervolemia, hipertensão induzida, vasodilatadores intra-arteriais e angioplastia com balão] são perigosos na presença de um aneurisma não tratado).
- Falha de um dos tratamentos.

Os avanços no desenvolvimento de técnicas endovasculares e pesquisas extensas sobre novas tecnologias têm levado ao declínio do uso das técnicas microcirúrgicas convencionais. A neurocirurgia convencional é realizada por profissionais especializados em neurocirurgia vascular e microcirurgia, é considerada um procedimento altamente efetivo, especialmente se realizado em grandes centros neurocirúrgicos que realizam altos volumes de procedimentos de aneurismas cerebrais. O Quadro 5-3 comparativo entre os dois métodos de tratamento dos aneurismas cerebrais destaca as principais diferenças entre eles. Quanto à efetividade do tratamento cirúrgico se mostra extremamente alta com taxas de oclusão completa de 90 a 95% com uma duração da oclusão que é superior ao tratamento endovascular. No entanto, não é livre de riscos e tendo em conta que necessita obrigatoriamente de uma craniotomia aberta para acessar o polígono de Willis. Parece ter significativo benefício em pacientes jovens, e menos benefício em pacientes idosos pelo fato de o estado constitucional do paciente ser um fator de risco significativo à cirurgia neurológica de grande porte.

Quadro 5-3. Comparativo entre Tratamento Cirúrgico Convencional e Tratamento Neuroendovascular

	Cirurgia	Endovascular
Utilidade	Exclusão definitiva	Proteger ressangramento Exclusão máxima possível Remodelamento do fluxo
Eficácia	90 a 95% de taxa de oclusão Excluídos aneurismas inoperáveis	17 a 40% de recanalização nos primeiros 6 meses, incidência maior nos aneurismas rotos
Materiais	Clipes cirúrgicos	Diversos: molas, *stents*, líquidos embólicos
Custo	2.500 dólares (Nacionais) 23.574 dólares (EUA) 36.188 dólares (morbidade) 68.165 dólares (mortalidade)	6.000 dólares (Nacionais) 25.734 dólares (EUA) 40.502 dólares (morbidade) 56.020 dólares (mortalidade)
Requerimento	Treinamento especializado em cirurgia neurológica e microneurovascular	Treinamento especializado em radiologia intervencionista e microcateterismo
Técnica de acesso	Requer craniotomia como acesso padrão	Fácil acesso
Riscos	Risco aumentado de cirurgia craniana complexa > 65 anos, mau estado geral e comorbidades Alergia ao níquel	Alergia específica ao metal Alergia aos meios de contraste iodado Dano renal com meios de contraste iodado
Tempo de internação	7-15 dias	1-7 dias
Complicações mais comuns	Ruptura aneurismática Intraoperatória Déficits neurológicos novos ou piorados causados por retração do cérebro. Oclusão arterial temporária e hemorragia intraoperatória Riscos relacionados com a craniotomia: infecção FO, retalho ósseo, meningite Atrofia do músculo temporal, epilepsia.	Tromboembolismo Ruptura aneurismática Migração de *coils* Perfuração Complicações no sítio de punção
Taxa de mortalidade	3-14%	0-5%

A cirurgia endovascular visa a proteger o paciente contra o ressangramento assegurando o saco aneurismático mesmo que muitas vezes não consiga uma exclusão completa do aneurisma cerebral da circulação. No estudo ISAT, os dados de ressangramento após 1 ano de intervenção mostraram que a hemorragia foi evidenciada em apenas 7 pacientes tratados com embolização *versus* 2 pacientes com tratamento cirúrgico, o que denota uma incidência muito baixa de recorrência.

Quanto ao custo, os dados variam de estudo para estudo, e os poucos estudos de estatísticas nacionais mostram que o custo médio para o Sistema Único de Saúde no Brasil para a realização de uma cirurgia endovascular foi pelo menos 3× mais que cirurgia convencional. Estudos internacionais mostram que pacientes que se submetem ao tratamento cirúrgico gastam em média 1.200 dólares a menos que os tratados por via endovascular. No entanto, no caso de tratamento com morbidade, o custo subiu em torno de 4.000 dólares para os tratados por via endovascular e, no caso de mortalidade, 12.000 dólares para os tratados cirurgicamente. De acordo com as estatísticas de mortalidade, o tratamento cirúrgico tem maior taxa de mortalidade comparada a tratamento endovascular.

No que se refere às complicações notadas no tratamento cirúrgico, incluem-se ruptura aneurismática intraoperatória, déficits neurológicos novos ou piorados causados por retração do cérebro, oclusão arterial temporária e hemorragia intraoperatória, além dos riscos relacionados com a craniotomia: infecção de ferida operatória, retalho ósseo, meningite, atrofia do músculo temporal, epilepsia.

Com relação ao tratamento endovascular, os fenômenos tromboembólicos estão entre os mais comuns; contudo, estatísticas variam de 2,5 a 28%, que são mais frequentes nos procedimentos com aneurismas rotos. Outras complicações são as neurológicas decorrentes de ruptura aneurismática intraprocedural, por perfuração de vasos, efeito compressivo... Complicações, como migração de *coils* ou *devices,* também são possíveis. Complicações do sítio de punção podem cursar com infecção além de risco de dissecção vascular.

LEITURAS SUGERIDAS
Abdulrauf SI, Vuong P, Patel R, Sampath R, Ashour AM, Germany LM, et al. "Awake" clipping of cerebral aneurysms: report of initial series. *J Neurosurg.* 2017 Aug;127(2):311-8.

Ahn JY, Han IB, Yoon PH, Kim SH, Kim NK, Kim S, et al. Clipping vs coiling of posterior communicating artery aneurysms with third nerve palsy. *Neurology.* 2006;66(1):121.

Aoki T, Nishimura M, Kataoka H, Ishibashi R, Nozaki K, Hashimoto N. Reactive oxygen species modulate growth of cerebral aneurysms: a study using the free radical scavenger edaravone and p47phox(-/-) mice. *Lab Invest.* 2009 Jul;89(7):730-41.

Benmarhnia T, Leas E, Hendrickson E, Trinidad DR, Strong DR, Pierce JP. The Potential Influence of Regulatory Environment for E-Cigarettes on the Effectiveness of

E-Cigarettes for Smoking Cessation: Different Reasons to Temper the Conclusions From Inadequate Data. *Nicotine Tobacco Res.* 2018 May;20(5):659.

Bozzetto Ambrosi P, dos SC, Spelle L, Moret J, Moraes Valença M. Biotechnologies applied to intracranial aneurysms. *International Archives of Medicine*; Vol 8. 2015.

Bozzetto Ambrosi P, Gory B, Sivan-Hoffmann R, Riva R, Signorelli F, Labeyrie P, et al. Endovascular treatment of bifurcation intracranial aneurysms with the WEB SL/SLS: 6-month clinical and angiographic results. *Interv Neuroradiol.* 2015 Aug;21(4):462-9.

Bozzetto Ambrosi P, Valenca M, Vasconcelos C. Paradoxical Obesity and Intracranial Aneurysms: A Mini Review. *J Clin Nutr Diet.* 2016;2(112).

Brisman JL, Pile-Spellman J, Konstas AA. Clinical utility of quantitative magnetic resonance angiography in the assessment of the underlying pathophysiology in a variety of cerebrovascular disorders. *Eur J Radiol.* 2012 Feb;81(2):298-302.

Cannizzaro D, Peschillo S, Mancarella C, La Pira B, Rastelli E, Passacantilli E, et al. Clipping in Awake Surgery as End-Stage in a Complex Internal Carotid Artery Aneurysm After Failure of Multimodal Endovascular and Extracranial-Intracranial Bypass Treatment. *J Stroke Cerebrovasc Dis.* 2017 Jun;26(6):e114-8.

Dholakia R, Sadasivan C, Fiorella DJ, Woo HH, Lieber BB. Hemodynamics of Flow Diverters. *J Biomech Eng.* 2017 Feb;139(2).

Doerfler A, Becker W, Wanke I, Goericke S, Forsting M. Endovascular treatment of cerebrovascular disease. *Curr Opin Neurol.* 2004 Aug;17(4):481-7.

Hitchcock E, Gibson WT. A review of the genetics of intracranial berry aneurysms and implications for genetic counseling. *J Genet Couns.* 2017 Feb;26(1):21-31.

Jou L, Mawad ME. Growth rate and rupture rate of unruptured intracranial aneurysms: a population approach. *Biomed Eng Online.* 2009 Jun 18;8 11.

Lai LT, O'Neill A,H. History, Evolution, and Continuing Innovations of Intracranial Aneurysm Surgery. *World Neurosurg.* 2017 Jun;102:673-81.

Martin-Schild S, Albright KC, Hallevi H, Barreto AD, Philip M, Misra V, et al. Intracerebral hemorrhage in cocaine users. *Stroke.* 2010 Feb 25;41(4):680-4.

Molyneux A, Kerr R, Stratton I, Sandercock P, Clarke M, Shrimpton J, et al. International Subarachnoid Aneurysm Trial (ISAT) of neurosurgical clipping versus endovascular coiling in 2143 patients with ruptured intracranial aneurysms: a randomized trial. *J Stroke Cerebrovasc Dis.* 2002 Nov 20;11(6):304-14.

Nichols DA, Brown Jr RD, Meyer FB. Coils or clips in subarachnoid haemorrhage? *Lancet.* 2002 Oct 26;360(9342):1262.

Park TJ, Kim KH, Cho JH. The Blood Blister Like-aneurysm: Usefulness of Sundt Clip. *J Cerebrovasc Endovasc Neurosurg.* 2017 Sep;19(3):171-83.

Pierot L, Spelle L, Vitry F. ATENA: the first prospective, multicentric evaluation of the endovascular treatment of unruptured intracranial aneurysms. *J Neuroradiol.* 2008 May;35(2):67-70.

Shankar J, Shiva dos P, Marlise Deus-Silva L, Lum C. Angiographic evaluation of the effect of intra-arterial milrinone therapy in patients with vasospasm from aneurysmal subarachnoid hemorrhage. *Neuroradiology.* 2011;53(2):123.

Song J, Yang NR, Lee C. Local Anesthesia for Endovascular Treatment of Unruptured Intracranial Aneurysms: Feasibility, Safety, and Periprocedural Complications. *World Neurosurg.* 2017 Aug;104:694-701.

Spetzler RF, Zabramski JM, McDougall CG, Albuquerque FC, Hills NK, Wallace RC, et al. Analysis of saccular aneurysms in the Barrow Ruptured Aneurysm Trial. *J Neurosurg.* 2018 Jan;128(1):120-5.

Takao H, Nojo T, Ohtomo K. Treatment of ruptured intracranial aneurysms: a decision analysis. *Br J Radiol.* 2008 Apr;81(964):299-303.

Tarulli E, Sneade M, Clarke A, Molyneux AJ, Fox AJ. Effects of circle of Willis anatomic variations on angiographic and clinical outcomes of coiled anterior communicating artery aneurysms. *AJNR Am J Neuroradiol.* 2014 Aug;35(8):1551.

Valença MM. "Sit back, observe, and wait." Or is there a pharmacologic preventive treatment for cerebral aneurysms? *Neurosurg Rev.* 2013 Jan;36(1):1-9.

Veznedaroglu E, Benitez P, Rosenwasser H. Surgically treated aneurysms previously coiled: lessons learned. *Neurosurgery.* 2008;62(6):1516.

Wang R, Zhang D, Zhao J, Wang S, Zhao Y, Niu H. A comparative study of 43 patients with mirror-like intracranial aneurysms: risk factors, treatment, and prognosis. *Neuropsychiatric Dis Treat.* 2014 Nov;10:2231.

Wen HT, Oliveira Ed, Tedeschi H, Andrade FC, Rhoton AL. The pterional approach: Surgical anatomy, operative technique, and rationale. *Operative Techniques in Neurosurgery.* 2001 Jun;4(2):60-72.

Yang J, Oh C,Wan, Kwon O, Hwang G, Kim T, Moon J,Un, et al. The usefulness of the frontolateral approach as a minimally invasive corridor for clipping of anterior circulation aneurysm. *J Cerebrovasc Endovasc Neurosurg.* 2014 Sep;16(3):235.

Yasargil MG, Fox JL. The microsurgical approach to intracranial aneurysms. *Surg Neurol.* 1975 Jan;3(1):7-14.

Zador Z, Huang W, Sperrin M, Lawton MT. Multivariable and Bayesian Network Analysis of Outcome Predictors in Acute Aneurysmal Subarachnoid Hemorrhage: Review of a Pure Surgical Series in the Postinternational Subarachnoid Aneurysm Trial Era. *Oper Neurosurg (Hagerstown).* 2018 Jun 1;14(6):603-10.

Zhou Y, Ao X, Huang X, Hu K, Liu H, Zhang Q, et al. Application of keyhole approach in operation of intracranial aneurysms. *Zhonghua Yi Xue Za Zhi.* 2005 Aug;85(32):2250.

RECENTES AVANÇOS E FUTUROS PROSPECTOS

CAPÍTULO 6

Os aneurismas cerebrais são uma patologia relativamente comum e, de acordo com estudos sistemáticos e populacionais realizados em vários países, sua frequência estaria entre 5 a 10% da população adulta. Ao mesmo tempo é extremamente desafiadora não apenas para os especialistas em Neurovascular que atuam nos centros especializados, mas para todos os que de alguma forma ou de outra acabam envolvidos. Em geral, conforme discutimos nos capítulos anteriores, os pacientes portadores de aneurismas cerebrais são diagnosticados e monitorizados com exames de imagem, incluindo angiografia por subtração digital invasiva, angiotomografia computadorizada, angiografia por ressonância magnética, ultrassonografia com Doppler transcraniano e mais recentemente por novas modalidades com medida de fluxo hemodinâmica. As opções de tratamento dos aneurismas cerebrais até o momento incluem observação, tratamento endovascular e/ou clipagem cirúrgica por meio de cirurgia por craniotomia convencional.

PRINCIPAIS AVANÇOS NO DIAGNÓSTICO E TRATAMENTO

Ao longo das últimas décadas, importantes avanços relacionados a tecnologia médica, incluindo *softwares* assistidos por computador, têm ajudado a aprimorar a precisão da imagem diagnóstica durante a triagem e a investigação de aneurismas cerebrais. Métodos não invasivos, como a angiografia por ressonância magnética e a angiografia por TC, quando incluem sequências tridimensionais, tornam-se de alta precisão e atingem níveis de sensibilidade de 95%, mesmo para aneurismas pequenos, o que se equipara à angiografia convencional.

Quanto aos métodos invasivos, como a DSA, que é considerado o padrão ouro, as sequências tridimensionais têm permitido um diagnóstico mais preciso e atuante. Além disso, as novas tecnologias propiciaram o desenvolvimento da imagem híbrida combinando múltiplas modalidades de técnicas de imagens, como é o caso da DSA acoplada na sala operatória, que podem ser utilizadas durante a craniotomia convencional.

Nesse sentido, a imagem tridimensional com melhoria da resolução espacial por métodos avançados de visualização tem sido considerada uma espécie de "inteligência occipital" ou método que revolucionou a percepção visuoespacial na observação, na investigação e leitura dos aneurismas cerebrais.

O aumento da disponibilidade de novos avanços tecnológicos na Neuroimagem tornou mais fácil e elegante o rastreamento de aneurismas cerebrais e, ao mesmo tempo, tem permitido um aumento do número de aneurismas cerebrais diagnosticados, como, por exemplo, para rastreio das populações aneurismáticas cerebrais de alto risco, como entre os pacientes com doenças genéticas ou de colágeno, ocorrência familiar ou com história de aneurismas múltiplos ou sintomas neurológicos "menores" incluindo, por exemplo, dor de cabeça crônica ou recente ou enxaquecas, como dor de cabeça, perda de acuidade visual, neuropatias cranianas, disfunção do trato piramidal, dor facial atípica entre outros. Os métodos não invasivos têm-se tornado particularmente reconhecidos na investigação dos aneurismas cerebrais. Além disso, tem sido usado especialmente angioTC como rotina após hemorragia subaracnóidea ou acompanhamento do aneurisma cerebral tratado.

A necessidade de buscar um tratamento mais fisiológico para o tratamento dos aneurismas cerebrais levou ao desenvolvimento do estudo da hemodinâmica dos aneurismas cerebrais que culminou com o aparecimento dos *stents* modificadores de fluxo. Essas inúmeras inovações e estratégias relacionadas a terapêutica com o aperfeiçoamento de materiais e o desenvolvimento de dispositivos e das técnicas de estudo de fluxo aneurismático nas salas de neurointervenção trouxeram uma série de desafios e têm gerado um aumento das expectativas em termos de melhoria do diagnóstico e tratamento dos aneurismas cerebrais.

DESENVOLVIMENTO DE ESTUDOS EPIDEMIOLÓGICOS

No entanto, com base em dados da literatura, pelo fato de que ainda não existem parâmetros precisos que possam prever o momento de sua ruptura, a maioria dos aneurismas cerebrais é considerada silenciosa e assintomática. Isto tem levado a um aumento significativo da quantidade de estudos e investimentos de pesquisa na busca do entendimento da gênese e evolução aneurismática. Para isso, inúmeros padrões e protocolos com base em evidências cuidadosamente controlados têm sido realizados além de centenas de estudos clínicos e randomizados com rigoroso controle epidemiológico na investigação dos aneurismas cerebrais e os fatores envolvidos na sua história natural. A Figura 6-1a e c denota os estudos PubMed e artigos relacionados, entre 1930 e 2017 (na última década, particularmente nos últimos 70 anos). Existem cerca de 30.097 referências registradas com 27 milhões de citações revelando um aumento significativo e progressivo no registro de publicações nos últimos 50 anos. O registro de publicações com maior recorde foi de 1.328 artigos, em 2015, o menor recorde com 1 ou 2 publicações foi produzido cada ano nas décadas de 1930 a 1950 (Fig. 6-1b) e 353 publicações até agora em 2018 (Fig. 6-1c).

A questão, no entanto, que se impõe é no que concerneà quantidade e qualidade de informação colhida e registrada durante esses estudos controlados e com

Resultados por ano

a

Resultados por ano

b **Selecionados 1935 – 2 itens**

Resultados por ano

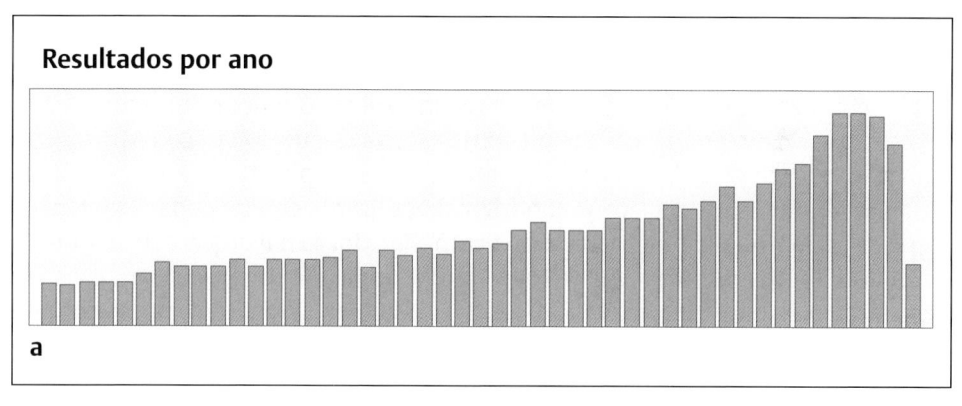

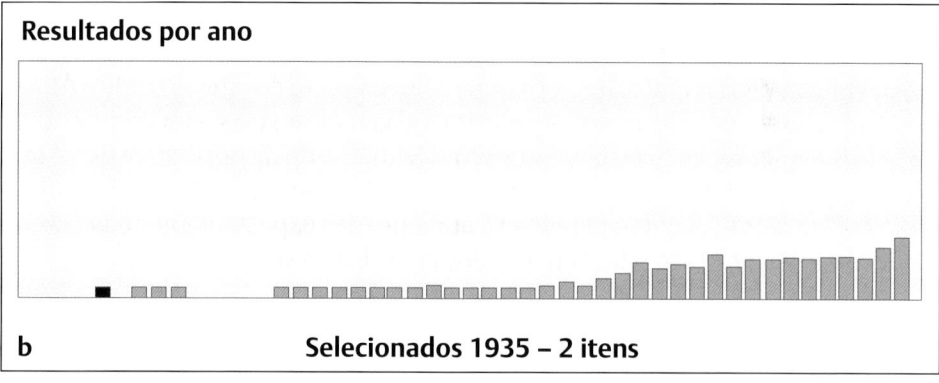

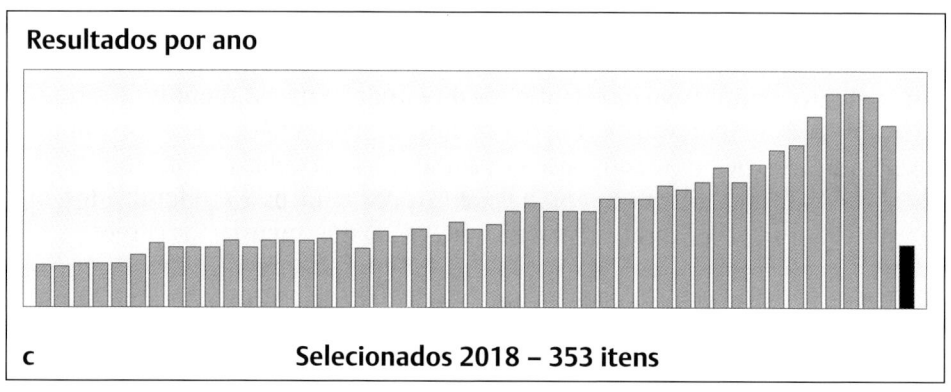

c **Selecionados 2018 – 353 itens**

Fig. 6-1. (**a**) Publicações do último século até a atualidade. (**b**) Publicações dos últimos 50 anos. (**c**) Publicações na década de 1930.

base em evidências. A realização desses estudos exige uma seleção, aprovação e sintetização dos resultados em forma de evidência de alta qualidade, com excelência clínica e que supra as necessidades do paciente. Porém um grande entrave que se observa ao mesmo tempo é a divergência dos pontos metodológicos e uma série de limitações que dificultam o controle de vieses em várias pesquisas independente da metodologia escolhida e nos próprios consensos sobre o diagnóstico e tratamento de aneurismas cerebrais, o que faz com que os resultados ainda permanecem muito limitados. Consequentemente a validade de muitos desses resultados ainda é questionada e requer informações mais consistentes sobre dados anatômicos, morfológicos funcionais e hemodinâmicos. Apesar disso, todos os avanços tecnológicos parecem ter um impacto positivo para médicos e pacientes portadores de aneurismas cerebrais.

Finalmente quando se trata da melhor informação disponível em termos de evidência sobre aneurismas cerebrais ainda temos de nos basear em estudos observacionais que comparam a história natural e as taxas de complicações no tratamento dos aneurismas cerebrais e outros estudos populacionais datando de algumas últimas décadas em vez de informações rapidamente atualizadas, que muitas vezes representam ainda estudos realizados a partir de necrópsias ou antes do surgimento das técnicas neurointervencionais e novas técnicas de diagnóstico, portanto, sem expressar o quadro atual de diagnóstico e tratamento dos aneurismas cerebrais. Um exemplo disso é o Estudo ISUIA, que utilizou uma análise prospectiva de pacientes diagnosticados com aneurismas não rotos, que provavelmente ainda fornece a melhor estimativa da história natural de aneurismas cerebrais e sua mortalidade. Contudo não contém nenhuma anatômica completa e muito menos hemodinâmica com o potencial de quebrar nosso atual paradigma de diagnóstico e tratamento, onde nossas questões clínicas podem ser respondidas.

CONSOLIDAÇÃO DA ROBÓTICA E DA INTELIGÊNCIA ARTIFICIAL

Considerando o desenvolvimento da robótica e inteligência artificial, que, em alguns centros, já se encontram disponíveis ao nível clínico prático sob a forma de várias tecnologias, destacam-se:

- Tecnologias de interface por ferramentas, como a prototipagem rápida, que utiliza os modelos tridimensionais de aneurismas cerebrais personalizados a cada paciente, ou seja, são modelos de aneurismas que são uma espécie de réplica digital do aneurismas, como podemos ver na Figura 6-2a. No exemplo ilustrado a réplica de um aneurisma do sifão carotídeo foi construída com alta fidelidade ao aneurisma original da paciente ilustrada e proporcionou o estudo personalizado detalhado do aneurisma com impacto positivo no entendimento da biologia aneurismática, seu diagnóstico e seu tratamento (Fig. 6-2b-e).

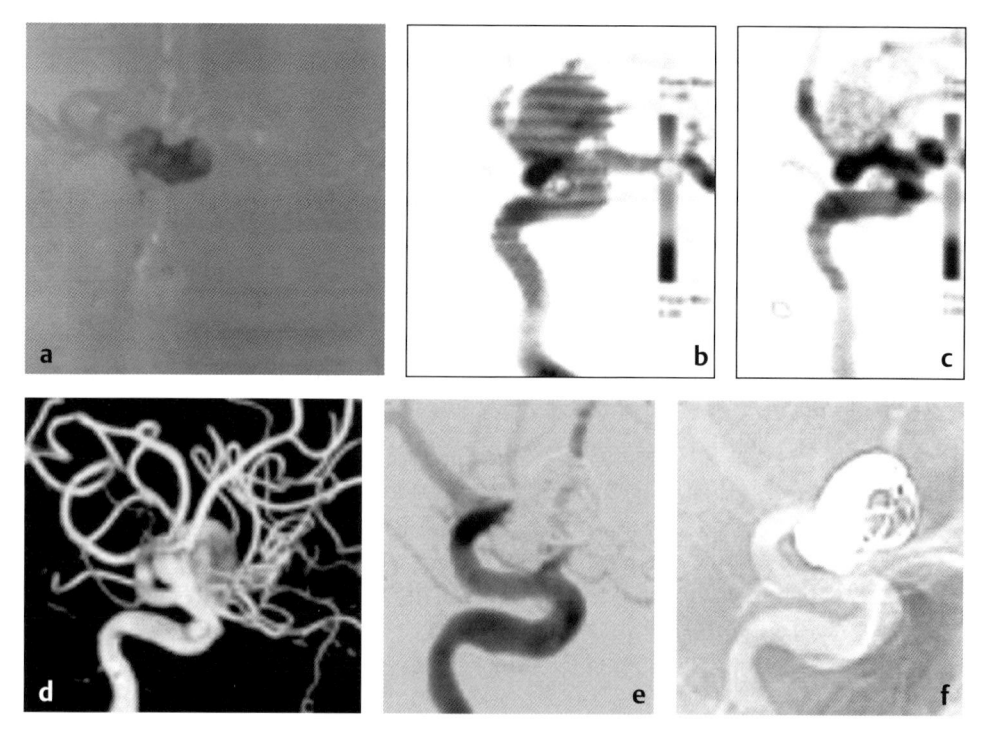

Fig. 6-2. (a-f) Modelo 3D de um aneurisma do sifão carotídeo e imagens pré e pós-operatória e de estudo hemodinâmico de uma paciente submetida a tratamento endovascular. Fonte: Arquivo da autora, 2015.

- Tecnologias com instrumentos de realidade virtual que permitem a visualização mais detalhada de cada lesão vascular principalmente durante o intraoperatório, conforme observamos na Figura 6-3. Esses instrumentos de realidade virtual criam uma interface mais rica e intuitiva para visualização e interpretação da lesão, sendo uma espécie de simulação de voo para o neurointervencionista.
- Tecnologias de robótica a destacar são as redes de telemedicina robótica, os nanorobôs na detecção precoce de aneurismas cerebrais, a imagem intraoperatória e a microscopia na cirurgia aberta entre outros (Fig. 6-4). A telemedicina robótica dá a possibilidade de que intervenções sensíveis e que estratégias adicionais possam ser feitas para capturar e avaliar os resultados, incluindo a medição de resultados de qualidade de vida relacionados com os aneurismas cerebrais. Os resultados puderam ser fatores-chave em termos de impacto, aceitabilidade, viabilidade de novas técnicas e inovações a serem utilizadas. No que se refere à cirurgia robótica propriamente dita, esta tem fornecido aos cirurgiões uma ergonomia melhorada e uma melhor visualização, destreza e novas capacidades hápticas. Dentre os robôs neurocirúrgicos disponíveis incluem-se sistemas de estereotaxia e microcirurgia guiados por imagem. O futuro da neurocirurgia assistida por robôs deve ainda incluir o uso de ferramentas

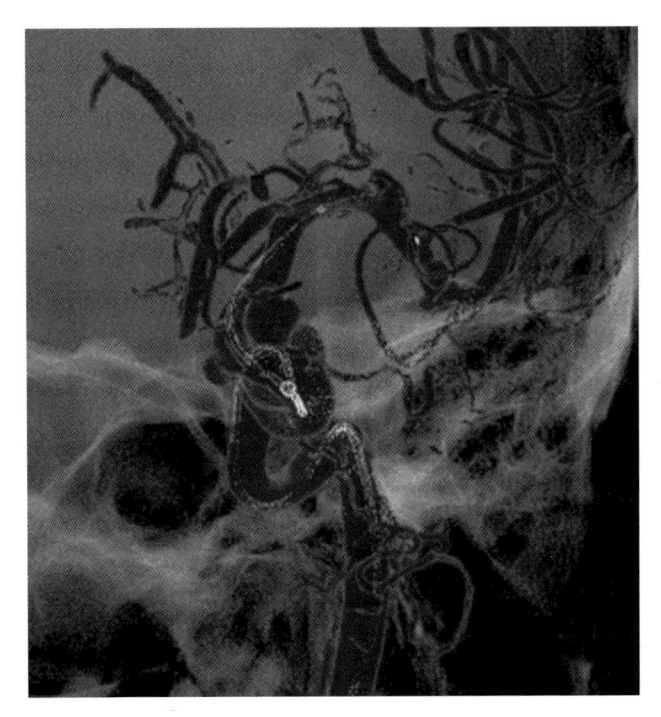

Fig. 6-3. Imagem de 3D *road* mostrando microcateterismo durante tratamento endovascular de aneurisma cerebral.

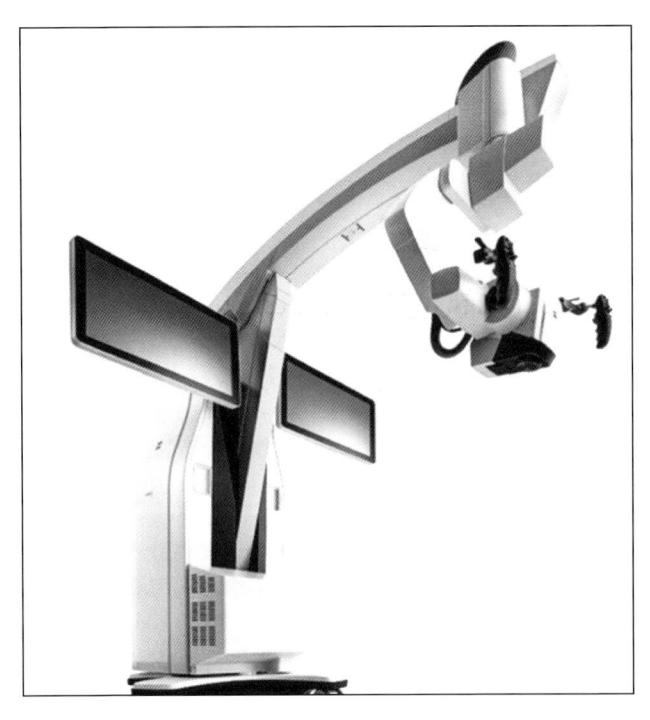

Fig. 6-4. Kinevo 900.
Fonte: Zeiss, 2015.

de simulação cirúrgica e métodos para avaliar o desempenho do cirurgião. Quanto à neurocirurgia endovascular ainda se encontra em fase embrionária na fase pré-clínica. Destacam-se dois principais tipos de robôs até o momento com base em eletromecânica, como o sistema de navegação robótica Sensei e Magellan (Hansen Medical, Mountain View, Califórnia) e sistemas controlados magneticamente, como o sistema de navegação magnética Niobe (Stereotaxis, St. Louis, Mo). Um dos mais conhecidos é o sistema Magellan (Hansen Medical, Mountain View, Califórnia) que tem sido mais usado na intervenção periférica. Literalmente diferentes técnicas cirúrgicas podem ser testadas antes do uso clínico. Em estudos fundamentados de intervenção periférica, apesar de poucos resultados, tudo indica que neurorradiologia assistida por robôs seria de excelente vantagem por causa da diminuição das mudanças histológicas causadas pela manipulação manual comparada à manipulação robótica. Não existem estudos ainda ao nível de neurocirurgia vascular.

- A nanotecnologia computacional ajuda no processo de investigação de transdutores definindo estratégias para integrar capacidades de nanorobôs por meio de nanobiossensores incorporados para a detecção de informações passíveis de análise numérica e reconhecer mudanças de gradientes dentro da corrente sanguínea e alterações da posição dentro do vaso.

- Tecnologias cognitivas e de inteligência artificial, ferramentas que devem ser usadas em processos que historicamente exigem o julgamento humano para executar, devem ser futuramente padronizadas no atendimento médico e auxiliar os médicos no processo de tomada de decisão clínica e na previsão dos resultados do paciente. Além disso, podem ajudar a reduzir custos ao automatizar tarefas, como a revisão de pedidos de autorização prévia e a identificação de registros de cuidados para pacientes.

De um modo geral essas inovações têm ajudado a melhorar o atendimento ao paciente, fornecendo informações analíticas sobre os aneurismas cerebrais e comportamento individual dos mesmos em um paciente específico. Num futuro próximo possivelmente através de capacidades de detecção mais sofisticadas, permitirão que os agentes virtuais interajam com os operadores e que exista uma verdadeira automação clínica. Apesar disso, a robótica não deverá substituir os humanos. Espera-se, pela identificação de áreas que não têm sido suficientemente exploradas, uma análise para melhoria de desempenho e uma melhoria também em termos do valor preditivo do tratamento dos aneurismas cerebrais, paralelamente, uma solução para os desafios relacionados com a redução de custos na prevenção e tratamento, busca de baixo custo com efetividade, dificuldades no manejo do paciente, altas taxas de morbidade e mortalidade. Além disso devem ajudar o médico a causar menos danos, aumentar a precisão e auxiliar na melhor recuperação do paciente.

FUTURAS DIREÇÕES

Para finalizar, acreditamos que um dos maiores desafios em termos de hemodinâmica, diagnóstico e tratamento ainda permanece a correlação do diagnóstico de imagem com os sintomas clínicos e uma maior compreensão da história natural (gênese) aneurismática. Em outras palavras, o ambiente clínico limitado é uma realidade na maioria dos casos quando ainda não é possível medir o impacto de sintomas clínicos associados à falta de marcadores aneurismáticos validados. Além disso, há uma verdadeira lacuna e falta de estratégias estabelecidas, quando um aneurisma é detectado e na medição do resultado do tratamento realizado. Acredita-se que consolidação da robótica, ferramentas de pesquisa e ambiente clínico são perfeitamente viáveis e podem melhorar bastante essas novas perspectivas em termos de fornecer maior consistência na detecção, triagem e prognóstico dos aneurismas cerebrais. Novas diretrizes, contendo novas estratégias para reduzir as investigações inadequadas, uma vez que na maioria dos casos os médicos seguem seus próprios critérios clínicos de julgamento médico que, muitas vezes, refletem problemas de confiança nos protocolos, devem ser desenvolvidas para entender funcionalmente o aneurisma e dar confiança aos médicos e pacientes. Às vezes, os diagnósticos clínico e radiológico não são feitos ao mesmo tempo. Devemos pensar que não basta fazer o diagnóstico, mas devemos pensar sobre a implicação em seu tratamento, identificação de fatores de risco e prevenção.

LEITURAS SUGERIDAS

Asadi H, Kok HK, Looby S, Brennan P, O'Hare A, Thornton J. Outcomes and Complications After Endovascular Treatment of Brain Arteriovenous Malformations: A Prognostication Attempt Using Artificial Intelligence. *World Neurosurg.* 2016 Dec;96:562,569.e1.

Bairstow P, Dodgson A, Linto J, Khangure M. Comparison of cost and outcome of endovascular and neurosurgical procedures in the treatment of ruptured intracranial aneurysms. *Australas Radiol.* 2002 Sep;46(3):249-51.

Bekelis K, Gottlieb DJ, Su Y, Lanzino G, Lawton MT, MacKenzie TA. Medicare expenditures for elderly patients undergoing surgical clipping or endovascular intervention for subarachnoid hemorrhage. *J Neurosurg.* 2017 Mar;126(3):805-10.

Bozzetto Ambrosi P, dos SC, Spelle L, Moret J, Moraes Valença M. Biotechnologies applied to intracranial aneurysms. *International Archives of Medicine*; Vol 8. 2015.

Cattaneo GFM, Ding A, Jost T, Ley D, Mühl-Bennighaus R, Yilmaz U, et al. In vitro, contrast agent-based evaluation of the influence of flow diverter size and position on intra-aneurysmal flow dynamics using syngo iFlow. *Neuroradiology.* 2017 Dec;59(12):1275-83.

Cebral JR, Mut F, Chung BJ, Spelle L, Moret J, van Nijnatten F, et al. Understanding Angiography-Based Aneurysm Flow Fields through Comparison with Computational Fluid Dynamics. *AJNR Am J Neuroradiol.* 2017 Jun;38(6):1180-6.

Darsaut TE, Jack AS, Kerr RS, Raymond J. International Subarachnoid Aneurysm Trial - ISAT part II: study protocol for a randomized controlled trial. *Trials*. 2013 May 29; 14:156.

De Momi E, Ferrigno G, De Momi E, Ferrigno G. Robotic and artificial intelligence for keyhole neurosurgery: the ROBOCAST project, a multi-modal autonomous path planner. *Proc Inst Mech Eng H*. 2010 Jul;224(5):715-27.

Doerfler A, Becker W, Wanke I, Goericke S, Forsting M. Endovascular treatment of cerebrovascular disease. *Curr Opin Neurol*. 2004 Aug;17(4):481-7.

Fomenko A, Serletis D. Robotic Stereotaxy in Cranial Neurosurgery: A Qualitative Systematic Review. *Neurosurgery*. 2017 Dec 14.

Joo SW, Lee S, Noh SJ, Jeong YG, Kim MS, Jeong YT. What Is the Significance of a Large Number of Ruptured Aneurysms Smaller than 7 mm in Diameter? *J Korean Neurosurg Soc*. 2009 Feb;45(2):85-9.

Keedy A. An overview of intracranial aneurysms. McGill Journal of Medicine: Mcgill J Med. 2006 Jul;9(2):141-6.

Klinger DR, Reinard KA, Ajayi OO, Delashaw, Johnny BJ. Microsurgical Clipping of an Anterior Communicating Artery Aneurysm Using a Novel Robotic Visualization Tool in Lieu of the Binocular Operating Microscope: Operative Video. *Oper Neurosurg (Hagerstown)*. 2018 Jan 01;14(1):26-8.

Kursun B, Ugur L, Keskin G. Hemodynamic effect of bypass geometry on intracranial aneurysm: A numerical investigation. *Comput Methods Programs Biomed*. 2018 May;158:31-40.

Liu A, Huang J. Treatment of Intracranial Aneurysms: Clipping Versus Coiling. *Curr Cardiol Rep*. 2015 Sep;17(9):628.

Maud A, Lakshminarayan K, Suri MF, Vazquez G, Lanzino G, Qureshi AI. Cost-effectiveness analysis of endovascular versus neurosurgical treatment for ruptured intracranial aneurysms in the United States. *J Neurosurg*. 2009 May;110(5):880-6.

Menaker SA, Shah SS, Snelling BM, Sur S, Starke RM, Peterson EC. Current applications and future perspectives of robotics in cerebrovascular and endovascular neurosurgery. *J Neurointerv Surg*. 2018 Jan;10(1):78-82.

Molyneux AJ, Birks J, Clarke A, Sneade M, Kerr RSC. The durability of endovascular coiling versus neurosurgical clipping of ruptured cerebral aneurysms: 18 year follow-up of the UK cohort of the International Subarachnoid Aneurysm Trial (ISAT). *Lancet*. 2015 Feb 21;385(9969):691-7.

Mukhtar TK, Molyneux AJ, Hall N, Yeates DRG, Goldacre R, Sneade M, et al. The falling rates of hospital admission, case fatality, and population-based mortality for subarachnoid hemorrhage in England, 1999-2010. *J Neurosurg*. 2016 Sep;125(3):698-704.

Raghavan ML, Sharda GV, Huston J,3rd, Mocco J, Capuano AW, Torner JC, et al. Aneurysm shape reconstruction from biplane angiograms in the ISUIA collection. *Transl Stroke Res*. 2014 Apr;5(2):252-9.

Raymond J, Guillemin F, Proust F, Molyneux AJ, Fox AJ, Claiborne JS, et al. Unruptured Intracranial Aneurysms. A Critical Review of the International Study of Unruptured Intracranial Aneurysms (ISUIA) and of Appropriate Methods to Address the Clinical Problem. *Interv Neuroradiol.* 2008 Mar 30;14(1):85-96.

Senders JT, Staples PC, Karhade AV, Zaki MM, Gormley WB, Broekman MLD, et al. Machine Learning and Neurosurgical Outcome Prediction: A Systematic Review. *World Neurosurg.* 2018 Jan;109:476,486.e1.

Sorenson T, Lanzino G. Trials and tribulations: an evidence-based approach to aneurysm treatment. *J Neurosurg Sci.* 2016 Mar;60(1):22-6.

Suh SH, Cloft HJ, Huston J,3rd, Han KH, Kallmes DF. Interobserver variability of aneurysm morphology: discrimination of the daughter sac. *J Neurointerv Surg.* 2016 Jan;8(1):38-41.

Wang L, Ye X, Hao Q, Chen Y, Chen X, Wang H, et al. Comparison of Two Three-Dimensional Printed Models of Complex Intracranial Aneurysms for Surgical Simulation. *World Neurosurg.* 2017 Jul;103:671-9.

Wiebers DO, Whisnant JP, Huston J, Meissner I, Brown RDJ, Piepgras DG, et al. Unruptured intracranial aneurysms: natural history, clinical outcome, and risks of surgical and endovascular treatment. *Lancet.* 2003 Jul 12;362(9378):103-10.

Yamaguchi T, Wada S, Feng Y, Tsubota K. The application of computer simulation in the genesis and development of intracranial aneurysms. *Technology & Health Care.* 2005 Jul;13(4):281-91.

Zhang J, Song Y, Xia F, Zhu C, Zhang Y, Song W, et al. Rapid and accurate intraoperative pathological diagnosis by artificial intelligence with deep learning technology. *Med Hypotheses.* 2017 Sep;107:98-9.

Zhou L, Lou M, Chen G, Jiu Z, Shen Y, Lu L. Value of 640-slice 3D CT angiography plus 3D printing for improving surgeries for intracranial aneurysms. *Nan Fang Yi Ke Da Xue Xue Bao.* 2017 Sep 20;37(9):1222-7.

ÍNDICE REMISSIVO

Entradas acompanhadas por um *f* ou *q* em itálico indicam figuras e quadros, respectivamente.

A

Aneurismas cerebrais
  aspectos clínicos básicos e avançados, 53
    complicações mais comuns relacionadas, 67
      hidrocefalia, 70
      ressangramento, 68
      vasospasmo, 68
    manifestações clínicas mais comuns, 58
      cefaleia e meningismo, 62
      coma, 64
      fundoscopia, 64
      ruptura aneurismática, 58
      sinais neurológicos focais, 64
  aspectos históricos relevantes, 1
    evolução da medicina
      da pré-história à antiguidade, 1
      descoberta da radioatividade, 6
      desenvolvimento da anatomia, 3
      desenvolvimento da angiologia cerebral e cirurgia vascular, 4
      desenvolvimento da cirurgia neurológica, 7
      era da robótica e inteligência artificial, 15
      era moderna da neurointervenção e surgimento dos *stents*, 11
      popularização do tratamento cirúrgico e desenvolvimento da microneurocirurgia, 8
      princípios da angiografia, 7
      surgimento dos exames computadorizados e o desenvolvimento do tratamento endovascular, 9
  cirurgia convencional *versus* endovascular, 118
  follow up dos, 118
  métodos de tratamento, 97
    alvos, *99f*
    cirúrgico convencional e neuroendovascular, 121*q*
    estratificação de riscos, 98
    marcadores biológicos, morfológicos e hemodinâmicos, 100
    observacional, 103
  não rotos, 102
    escolha da terapêutica, 102
  passos para a cirurgia, 107
    complicações, 112
    craniotomia, 110
      convencional, 125
    pós-operatório, 118
  recentes avanços e futuros prospectos, 125
    no diagnóstico e tratamento, 125
  rotos, 103
Angiografia
  cerebral convencional, 74
  princípios da, 7
Angiógrafo, 113*f*
Angiorressonância, 85
Angiotomografia, 84
  achados radiológicos, 85
  dos vasos cranianos, 78
  indicações, 84
Artéria carótida interna e externa, 21
Artérias cerebrais
  anteriores, 24
  médias, 24
  posteriores, 28
  vertebrobasilares, 27
Artrite de Takayasu, 38
ATENA
  Estudo, 102

B

Bifurcação carotídea, 24
Blebs aneurismáticos, 47
Blood blister like
   aneurismas, 46
BRAT
   estudo prospectivo e randomizado, 119

C

Cefaleia, 62
Cerebri anatome, 20
Circulação cerebral
   organização funcional da, 19
Cirurgia neurológica
   desenvolvimento da, 7
Cirurgia vascular
   desenvolvimento da angiologia cerebral e, 4
Clipping
   durabilidade do, 117
   modalidades de, 107*f*
Cushing
   clipes de, 8

D

Destaques de neuroimagem, 73
   evolução, 73
Doenças do tecido conectivo, 57
Doppler
   ultrassonografia vascular com, 74
Drenagem venosa, 28

E

Escala
   de Graduação de Fisher, 81*f*
   de Hunt-Hess, 60*q*
   de prognóstico de Glasgow, 61*q*
   de Rankin, 61*q*

F

Fisher
   Escala de Graduação de, 81*f*
Fluxo aneurismático
   estudos de, 91

G

Gênese
   e hemodinâmica aneurismática, 31
     fatores ambientais e modificáveis, 39
     fatores biológicos, 37
     fatores funcionais, 33
Glasgow
   Escala de prognóstico de, 61*q*

H

Hemodinâmica aneurismática
   gênese e, 31
Hemodinâmica cerebral
   gênese e hemodinâmica aneurismática, 31
   gênese e morfologia aneurismática, 19
     organização funcional da circulação cerebral, 19
   morfologia aneurismática, 39
   regulação da, 30
Hemorragia subaracnoide espontânea
   causas e manifestações clínicas da, 60*q*
   principais achados na, 80
     hemorragia intracerebral, 80
     hemorragia subaracnoide, 80
       características da, 80
     hemorragia subdural, 80
       fatores de risco, 81
       frequência da, 80
     hidrocefalia, 82
       características, 82
       ocorrência, 82
       ressonância magnética na, 82
     vasospasmo, 83
Heubner
   artéria recorrente de, 26
Hidrocefalia, 69
Hunt-Hess
   Escala de, 60

I

Instituto du Radium, 6
Inteligência artificial
   era da, 15
ISAT
   estudo multicêntrico randomizado, 118
ISUIA
   estudo randomizado, 102, 103, 128

L

Lesões aneurismáticas, 44
   classificação das, 44
     blísteres ou de parede, 46
     fluxo, 46
     fusiformes ou dissecantes, 45
     mista, 49
     não saculares-complexos, 45
     pseudoaneurismas, 46
     saculares, 44
Lesão pré-aneurismática, 47

M

Marfan
  síndrome de, 38
Medicina neurovascular, 16
Meningismos, 62
Microcateterismo, 115*f*
Microneurocirurgia
  desenvolvimento da, 8
Morfologia aneurismática, 39
  classificação morfológica, 41
  estrutura funcional, 39

N

Nanotecnologia computacional, 131
Neuroangiografia, 113
Neurocirurgia assistida
  o futuro da, 129
Neuroimagem
  destaques de, 73
    estudos estruturais, 77
      ressonância magnética, 79
      tomografia computadorizada, 77
    evolução, 73
    sequências de rastreio, 76
Neurointervenção endovascular, 10
  era moderna da, 11
  exemplos de refinamento, 112
Neurorradiologia intervencionista
  importância da, 8
  técnicas de, 12
Nicardipina, 118
Niobe
  sistema de navegação magnética, 131
Nitroprussiato de sódio, 118

O

Obesidade paradoxal, 106
  índice de massa corporal, 106

P

Papiledema, 64
Particle Image Velocity
  técnica, 91
Pneumoencefalografia, 8
Polígono de Willis, 34, 35, 36, 110
Polimorfismos genéticos
  associados a aneurismas cerebrais, 42*q*

R

Radioatividade
  descoberta da, 6

Rankin
  Escala de, 61
Ressangramento, 68
Ressonância magnética, 79
  contraindicações, 79
  indicações e vantagens da, 79
Rhoton
  livro de, 10*f*
Road map, 113
  sistema de, 114*f*
Robótica
  era da, 15
    consolidação da, 128
    tecnologias, 129
Ruptura aneurismática, 58
  escalas de graduação na, 61
  quadro clínico, 59

S

Síndrome de Marfan, 38
Síndrome de Terson, 54
Stent(s)
  endosaculares, 14*f*
  flow diverter, 45
  surgimento dos, 11
  WEB
    sistema de, 116

T

Tabagismo, alcoolismo e drogas ilícitas, 104
Takayasu
  artrite de, 38
Terson
  síndrome de, 54
Tomografia computadorizada, 77
  indicações e vantagens da, 78
  rotacional tridimensional, 74
  sem contraste, 78

U

Ultrassom
  estudos de, 89
Ultrassonografia vascular
  com Doppler, 74

V

Vasospasmo, 68
  definição, 68, 83
  fatores de risco, 69
  hipertensão induzida no, 118
  mecanismos, 69

Veias
   de Labbé, 28
   de Trolard, 28
Ventriculografia
   técnica da, 8

X
Xantocromia, 62

W
Wrapping
   técnica de, 106
Willis
   círculo arterial de, 19
   polígonos de, 8, 9, 20, 35, 87, 110